广东省省级中医药适宜技术推广基地教材

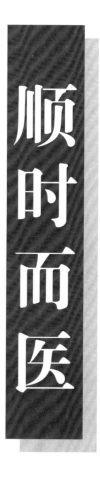

顺时而医

跟着节气过日子

廖荣鑫 文小敏 主编

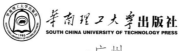

华南理工大学出版社

SOUTH CHINA UNIVERSITY OF TECHNOLOGY PRESS

·广州·

图书在版编目（CIP）数据

顺时而医，跟着节气过日子/廖荣鑫，文小敏主编. —广州：华南理工大学出版社，2023.10

ISBN 978 - 7 - 5623 - 7357 - 5

Ⅰ.①顺⋯　Ⅱ.①廖⋯ ②文⋯　Ⅲ.①二十四节气 - 关系 - 养生（中医）Ⅳ.①R212

中国国家版本馆 CIP 数据核字（2023）第 105806 号

Shunshieryi，Gengzhe Jieqi Guorizi

顺时而医，跟着节气过日子

廖荣鑫　文小敏　主编

出 版 人：柯　宁

出版发行：华南理工大学出版社

（广州五山华南理工大学 17 号楼，邮编 510640）

http：//hg. cb. scut. edu. cn　E-mail：scutc13@ scut. edu. cn

营销部电话：020 - 87113487　87111048（传真）

策划编辑：毛润政

责任编辑：刘文峰　毛润政

责任校对：陈哲菲

印 刷 者：广州永祥印务有限公司

开　　本：787mm×1092mm　1/16　印张：12　字数：222 千

版　　次：2023 年 10 月第 1 版　印次：2023 年 10 月第 1 次印刷

印　　数：1500 册

定　　价：45.00 元

主 编 简 介

廖荣鑫，硕士研究生导师、副主任中医师、临床副研究员、羊城好医生、中医学博士、中西医结合临床双博士后。南方医科大学中西医结合医院治未病中心/老年病科主任。中央援港抗疫医疗队中医专家、广东省卫健委新冠救治中医专家组专家。从事中西医结合临床诊疗工作 20 余年，担任广东省传统医学会老年病专业委员会副主任委员、广东省社区卫生学会中医药与适宜技术专业委员会副主任委员、广东省中医药学会全科医学专业委员会常委兼秘书、广东省中医药学会亚健康专业委员会常委、

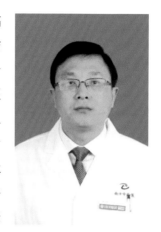

廖荣鑫

广州市海珠区老年医养结合质量专家委员会委员等。在国内各级医学杂志上发表论文 40 余篇，主编、副主编医学专著 4 部，参编医学著作 5 部，获应用新型发明专利 1 项。主持广东省自然科学基金项目 1 项、广东省中医药管理局课题 3 项；获广东省科技进步三等奖、中华中医药学会颁发的李时珍医药创新奖各 1 项。

文小敏，教授，主任中医师，医学博士，硕士生导师，南方医科大学中医药学院临床基础教研室主任，从事中医经典《温病学》教学工作 20 余年，全国第三批优秀中医临床人才，广东省第二批名中医师承项目指导老师，先后师从国医大师李今庸、孙光荣教授等。担任广东省中西医结合学会感染病专业委员会第六届副主任委员等学术职务，承担 2 项国家级课题和 6 项省级课题，参与国家级、省级课题 10 余项，主编、参编 10 余部学术专著，发表科研论文 80 余篇。

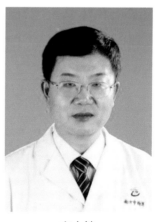

文小敏

本书编委会

总审/顾问：彭　康

主　　编：廖荣鑫　文小敏

副主编：劳志云　赵　鹏　巫剑鸣　彭逢美

编　　委：马国鲁　余钊颖　闻　丹　何倩雯

　　　　　方可仁　林泽斯　钟一萍　李韶清

　　　　　朱钦文　李凯欣

前　言

　　纵观人类历史的发展，人类健康状况不断改善、寿命普遍延长，严重危害人类生命和健康的疾病得到有效控制。增进健康、减少疾病、延长寿命是人类不断追求的目标，人们对疾病的认知也由被动接受治疗转向主动预防、追求健康。

　　二十四节气，起源于春秋，确立于秦汉，饱含古代人民群众的劳动智慧。千百年来，二十四节气不但用来指导农业生产，更影响着我们中国人的饮食、起居、节日民俗等生活的各个方面。研究证明，二十四节气的各个节气由于气温、气压、湿度、风速的改变，以及各种物候的变化，对人们身体的影响各不相同。在不同节气，人体会出现不同的生理、病理变化，人们根据身体的状况调整生活起居，以饮食、药膳的方式，对身体加以保养或是改善，以达到阴平阳秘的健康状态。

　　养生是指以追求身心健康、生活和谐幸福为目的的体验性的实践活动。《素问·四气调神大论》中记载道："夫四时阴阳者，万物之根本也。"中医养生保健特别注重"因时制宜"。因此，广大人民群众根据节气的变化，选择适宜的起居、饮食、运动及中医养生方式，开展因时养生，能有效地提高自身的健康状态。基于以上缘由，南方医科大学中西医结合医院治未病中心组织编写了《顺时而医，跟着节气过日子》一书。本书从满足广大百姓日常养生健体的需求出发，旨在帮助人们维护和促进健康，维持机体内、外环境的协调有序，实现理想的健康状态，以达到延长寿命和提高生活质量的目的。

　　本书按二十四节气命题，系统阐述了二十四节气的起源与发展、节气对人体生命的影响、节气养生的常用方法、九种体质的节气养生原则；在每个节气部分，详细讲述了起居作息、饮食调养与中医传统养生等内容。将现代医学知识与传统保健养生理念有机结合，力求做到文字通俗易懂，既注重知识性，又注重实用性。希望本书能让广大读者养成良好的生活习惯，成为自我保健的好帮手！本书也意在深入实施中医药文化弘扬工程，扎实开展中医药文化传播活动，弘扬中医药文化，增强民族自信。

目　录

第一章　总　论

第一节　什么是二十四节气？

二十四节气是中国古代劳动人民经过千百年的实践积累形成的智慧结晶。它是中华民族悠久的历史文化的重要组成部分，它不仅指导着古代劳动人民的传统农业生产，如今更深刻影响着数亿中国人的思维方式和生活节奏。为了方便记忆，人们还将它编成歌谣，传颂于世。

春雨惊春清谷天，夏满芒夏暑相连。

秋处露秋寒霜降，冬雪雪冬小大寒。

一、二十四节气的起源

我国古代劳动人民依据寒暑变化，将地球绕太阳一周均匀地划分为 24 等份，每一等份定为一个节气。节气的划分最早源于春秋时期，古代的天文学家利用圭表勘测日影的方法，从而划分出四大节气——春分、夏至、秋分、冬至。土圭在正午时分影子最短的一天为夏至（又称"日短至""短至"），最长的一天为冬至（又称"日长至""长至"），在两至中间，影子最长最短之和的一半的两天，分别定义为"春分"和"秋分"。《尚书·尧典》中记载："日中、日永、宵中、日短"，这应该是人们最早对节气的称呼，即现在所说的"二分二至"这四个节气。

到战国时期，人们又补充了立春、立夏、立秋、立冬四个节气。《左传》中用"分、至、启、闭"表示现在的"二分、二至、四立"八个节气，标志着"四立"的确定。"启"代表立春、立夏，"闭"代表立秋、立冬。此后，节气词渐渐丰富起来，到了西汉，与现代使用相同的二十四节气名称已经形成。《淮南子·天训》中记载了最早的、最完整的、与现代完全一致的二十四节气。从前，人们把每月的第一个节气叫作"节气"，每月第二个节气叫作"中气"，"节气""中气"交替出现，各历时 15 天，后来"节气"和"中气"被人们习惯统称为"节气"。

二、节气与历法

历法，是为了配合人们日常生活的需要，根据天象而制订的计算时间方法，可分为阴历、阳历、阴阳合历。根据月球环绕地球运行所订的历法称为阴历；根据地球环绕太阳运行规律所订的历法称为阳历。我国目前常用的两种历法，"公历"（新历）是一种阳历，而中国传统历法的"阴历"（农历、旧历）实际上属于阴阳合历。

二十四节气作为一种反映太阳运行周期的历法，在阳历中的日期基本上是固定的（表1-1）。上半年的节气在每个月的6日或者21日，下半年在8日或23日，前后大约相差1～2天。而农历的月、日是以月相的变化周期来确定的，12个月只有354天，逢闰年，又增加了29天或30天，所以二十四节气在农历日期中较不稳定，历年变动较大。

表1-1　节气在阳历中的日期一览表

月份	日期	节气	月份	日期	节气
2	4—5	立春	8	7—8	立秋
	18—20	雨水		22—24	处暑
3	5—6	惊蛰	9	7—8	白露
	20—21	春分		23—34	秋分
4	4—6	清明	10	8—9	寒露
	20—21	谷雨		23—24	霜降
5	5—6	立夏	11	7—8	立冬
	21—22	小满		22—23	小雪
6	5—6	芒种	12	7—8	大雪
	21—22	夏至		21—23	冬至
7	7—8	小暑	1	5—7	小寒
	22—24	大暑		20—21	大寒

三、二十四节气的含义

地球一年绕太阳转一周，我们从地球上看成太阳一年在天空中移动一圈，太阳这样移动的路线叫作"黄道"，其运行轨道成一平面，这个平面叫作黄道平面。如果延长赤道平面和天空相切，也形成一个大圆圈，叫作"天赤道"。黄道平面和赤道平面相交角度约为23°26′，这就是通常所说的"黄赤交角"。这个角度使太阳照射地球上各地的角度不断产生变化，为地球带来了春、夏、秋、冬四季。黄道一周是360°，从黄道0°算起，太阳沿黄道每运行15°所经历的时日称作一个节气。二十四节气蕴含了温度、降水、湿度的特点，气候的转折及物候的反映，并揭示出农事活动的特征。纵观二十四节气，能清楚地看出一年中昼夜消长、天气冷暖变化等情况，在从事一年的农事活动时，二十四节气的预示作用成为合理安排农活的依据。二十四节气的每个节气都有自己的名字，每一个名字的背后都有着其特殊的含义：

立春——春天的开始；

雨水——降雨开始，雨量渐增；

惊蛰——春雷乍动，惊醒了蛰伏在土中冬眠的动物；

春分——昼夜平分；

清明——天气晴朗，草木繁茂；

谷雨——雨生百谷，雨量充足及时，谷类植物能茁壮成长；

立夏——夏季的开始；

小满——夏熟作物的籽粒开始灌浆饱满，但还未成熟，只是小满，还未大满；

芒种——麦类等农作物成熟；

夏至——炎热的夏天来临，"至"不做"到"解，而作"极"解，是指当天的夏季日影最长，并开始炎热；

小暑——气候变得炎热；

大暑——一年中最热的时候；

立秋——秋季的开始；

处暑——炎热的夏季结束；

白露——天气转凉，露凝而白；

秋分——昼夜平分；

寒露——露水已寒，将要结冰；

霜降——天气渐冷，开始有霜；

立冬——冬季的开始；

小雪——开始下雪；

大雪——降雪量增多，地面可能积雪；

冬至——寒冷的冬天来临；

小寒——气候开始变冷；

大寒——一年中最冷的时候。

四、二十四节气的发展

二十四节气自秦汉时期定型之后，两千年来在国计民生中一直发挥着重要作用。为了科学、有效、更切合实际地划分、界定二十四节气，也为了寻找到各个节气之间相互起始衔接的"物化标志"，古代以一候为五日，用鸟兽草木等的变动来验证月令的变易，于是便有了每月六候，一年七十二候的时序上的区分，才出现了各种应时的"物候现象"。所谓物候现象，是气象、水温、地温、土壤、地表、动物、植物等以年为周期的自然变易现象，这不仅仅是古人长期社会生产、生活实践的总结，更是古代天文学、气象学、农学、节候学等领域的重要科研成果。

此外，人们从事农业活动的过程中，结合节气的规律和天气的变化，确立了例如"三伏""入梅""出梅""秋老虎"等一些与节气类似，且具有一定气候特点的时段名称，被称作"节令"。在某些地方，还会把一部分的节令当作节日来过。四时节令指的就是按季节之序，所施行的仪式和节庆。

2016年11月30日，中国申报的"二十四节气——中国人通过观察太阳周年运动而形成的时间知识体系及其实践"被正式列入联合国教科文组织《人类非物质文化遗产代表作名录》。在国际气象界，二十四节气被誉为"中国的第五大发明"。

人们总是在季节的交替中生活，随着时间的变化而改变。二十四节气直接或间接地影响着每一个人，随着科技的发展、人们生活水平的提高，人们对于自然界和自身联系的认识更加深刻，因此提高对二十四节气的认识也就更加重要。

第二节　二十四节气与中医调摄

一、理论基础

中医调摄是指在中医理论的指导下，根据人体生命活动变化规律调养身心，从而达到养护生命、祛病延年的目的。中医学从《黄帝内经》开始就推崇"上工治未病"的调摄防病思想。"治未病"思想，通俗地说即"预防"思想，一是指预防疾病的发生；二是指当疾病已发生，如何控制处理，不使它加重；三是疾病痊愈后，如何防护，不使它复发。

"上古之人，其知道者，法于阴阳，和于术数，食饮有节，起居有常，不妄作劳，故能形与神俱，而能尽终其天年，度百岁乃去。"这是《黄帝内经》中对上古时代那些懂得调摄之道的人的描述，他们能够根据自然界阴阳变化的规律，运用各种调摄方法，如调摄精神，锻炼身体，节制饮食，日常生活遵循一定的规律，不过分地操劳等，使精神与形体能够保持协调一致，因此能享尽其生命年限，活到百岁才离世。

中医调摄讲求天人合一的整体观，把人体看作自然界的一部分。人体本身是一个有机的整体，人体与外界环境也是一个和谐统一的有机整体，保持人体内环境的平衡协调、人体外环境的整体统一是中医调摄的重要指导思想。《黄帝内经》中说道："人与天地相参也，与日月相应也。"在观察人体的生理病理变化时，除了着眼于人体本身，更应看到人与自然界之间的有机联系，因时制宜、因地制宜、因人制宜，是中医调摄学的重要原则。

二、节气与调摄

遵循自然规律、天人合一，是中医调摄之道的核心。人与自然是一个统一的整体，人的生命活动必然与自然环境的变化紧密相连。二十四节气作为一种反映太阳运行周期的历法，是自然界天时阴阳变化周期的高度总结，至今已沿用数千年。中医学很早便发现了二十四节气周而复始的阴阳变化会引起人体相应节律性的改变，节气变化会影响人体生理病理、诊治用药。张仲景在《伤寒杂病论》说："二十四节气，节有十二，中气有十二，五日为一候，气亦同，合有七十二候，决病生死，此须洞解之也。"二十四节气与四季相比，更能贴切反映自然与疾病的相互联系。依据二十四节气，将气候与医学紧密联合，从而掌握疾病的发生发展规律，防患于未然。

生命是一种自然现象，岁岁荣枯，生老病死，推陈出新。《黄帝内经》曰："五日一候，三候一气""气数者，所以纪化生之用也"指出了正是由于有二十四节气的更变，方才能化生万物。随着节气的转变，人体的正常生理活动也随之有着特定的变化。变化的根本，便在于"生之本，本予阴阳"。一年节气总共有二十四个，而"二十四"这个数字体现在人体上也有特殊的意义，人体共有七块颈椎、十二块胸椎、五块腰椎，合起来共二十四块。另外，肋骨和经脉的数量也是二十四，这正好体现了"天人相应"的观点。

中医学认为，一年四季气候的变化对人体的脏腑、经络、气血等各方面会产生一定的影响。五脏应四时，即内脏功能与季节气候变化密切相关。《素问·四时刺逆从论》中提到"春气在经脉，夏气在孙络，长夏气在肌肉，秋气在皮肤，冬气在骨髓"。经气的运行也与季节气候的变化密切相关，并从天气的角度进一步阐述其机理："春者，天气始开，地气始泄，冻解冰释，水行经通，故人气在脉。夏者，经满气溢，入孙络受血，皮肤充实。长夏者，经络皆盛，内溢肌中。秋者，天气始收，腠理闭塞，皮肤引急。冬者盖藏，血气在中，内著骨髓，通于五脏。""天温日明，则人血淖液而卫气浮，故血易泻，气易行。天寒日阴，则人血凝泣而卫气沉。"

"春脉微弦，夏脉微钩，秋脉微毛，冬脉微石。"这便是《黄帝内经》所述的"四时平脉"。不同的脉状是人体为适应四时而发生的正常生理变化。春天到了，气温升高，气压下降，脉由深沉变为浅浮，但还保留了一点紧张的余势，故春脉微弦。夏季阳气旺盛，气温高，人易出汗，脉管易扩张，来时充盈，去时轻微，似钩状。秋天，气温渐低，人体出汗减少，血液流向体表不如夏日那么强盛，脉象浮而轻盛，像羽毛状。冬季气温低，气压高，万物闭藏，人经常处于拘紧状态，脉象也沉若磐石。

节气还可以指导疾病的治疗，古人早已提出了治疗用药必须按四时节气寒热而制定。例如张仲景在《伤寒论》的人参白虎汤中，就特别注明："此方在夏至后，立秋前，乃可服；立秋后，不可服。"这是因为，立秋后天气渐冷，白虎汤又过于寒凉，会使人体遭受寒邪侵袭，产生"呕利而腹痛"的病症。历代医家在选方用药、煎煮服法方面，都十分注重节气的寒热远近，如韩祗和"病人两手脉浮数而缓，名曰中风……若立春以后，清明以前，薄荷汤主之；清明以后，芒种以前，宜防风汤主之；芒种以后，至立秋以前，宜香薷汤主之"，"立春雨水，宜煎发散及中气不足，清气不升之药"。

现代研究已经证实了人体生理、病理、心理表现与节气密切相关。如，在生理方面，在四时阴阳消长变化的不同阶段，人体红外热像表现出不同的特点，并呈现出与四时变化相应的规律，而这与气象因素对人体红外热像的影响不同，说明人体受节气变化的影响是内在深刻的；病理方面，有研究测试大学生在四时八节的躯体、心理、社会适应等方面状况的规律，大致趋势略为相似，即冬季健康状况不佳，春夏季次之，秋季最为理想。现代对二十四节气与人体相关性的研究，进一步验证了二十四节气在中医调摄运用中的生命力，也进一步证实了二十四节气的科学性。

第三节　节气对人体生命的影响

《黄帝内经》把人与自然看成一个统一的整体，即"天有所变，人有所应"。二十四节气变化将会影响人体的五脏六腑、四肢九窍、皮肉骨筋等所有组织的机能活动。《素问》中说："人以天地之气生，四时之法成。""天食人以五气，地食人以五味。"这些都说明人体生长是依靠天地之气提供的物质条件，只有适应四时阴阳的变化规律，才能健康发育成长。

《素问·脏气法时论》有云："合人形以法四时五行而治。"意思是将人与天地相参，五脏应四时，人体脏腑功能活动顺应自然界四时阴阳消长节律。一年中节气更迭，人体脏腑、气血会随之出现周期性盛衰，从整体而言，人具有春生，夏长，长夏化，秋收，冬藏的规律。如《灵枢·五癃津液别》里说："天暑衣厚则腠理开，故汗出……天寒则腠理闭，气湿不行，水下留于膀胱，则为溺与气。"炎暑之时，气血容易趋向于表，穿的衣服过厚，则腠理开张，故汗出；天寒时腠理闭密，气血容易趋向于里，表现为皮肤致密，气湿不能从汗窍排泄，则少汗多尿。

《素问·阴阳应象大论》言："冬伤于寒，春必病温；春伤于风，夏生飧泄；夏伤于暑，秋生痎疟；秋伤于湿，冬生咳嗽。"指出四时各有其多发病的潜在规律，可及早预防。正如张景岳所说："春应肝而养生，夏应心而养长，长夏应脾而养化，秋应肺而养收，冬应肾而养藏。"顺应四时变化调摄，才能与外界环境保持协调平衡。《素问·六节脏象论》里说："苍天之气，不得无常也，气之不袭，是谓非常，非常则变矣……变至则病。"意思是说，人若与天地四时之气不相应，人体将生病。四时气候如果不按正常规律发展，如时令已到而相应的气候未至，或时令未到而气候反常，这些反常现象对一切生物都是不利的。

一、春季节气对人体生命的影响

肝与春气相应。

《素问·四气调神大论》曰："春三月，此谓发陈，天地俱生，万物以荣，夜卧早起，广步于庭，披发缓形，以使志生，生而勿杀，予而勿夺，赏而勿罚，此春气之应，养生之道也，逆之则伤肝，夏为寒变，奉长者少。"

当代学者对于肝脏系统疾病规律的研究，也从另一个侧面为中医学的"肝应春"提供了证据。抑郁症好发于春季，其主要责之于肝。研究发现，这可能是因为春季素体环磷酸腺苷浓度低，在此基础上，由神经递质、神经肽等脑内活性物质的季节节律在春季紊乱而诱发；肝系统不能应春而旺是抑郁在春季多发的关键。还有研究发现，慢性乙型肝炎患者肝功能季节性波动情况，以秋季、春季较为显著。

立春是春季的第一个节气，也是二十四节气之始。立春后，气温开始有上升之势，人体变化也由此开始。春季在五脏应肝，五行属木。木的特性是"生长、升发、条达、舒畅"。从立春之日起，人体少阳开始升发，立春后应注意肝脏的生理特征，像木一样保持舒畅条达，疏泄肝气，保持情绪的稳定。

雨水时节，降雨增多，寒湿邪气最容易困着脾脏，难以祛除，同时，人体的肝阳、肝火、肝风随着阳气升发而进一步上升，所以更应特别注意肝气的疏泄条达。在五行之中，木旺克土，肝木疏泄太过，克伐脾土，脾胃因之气虚，影响脾胃运化功能。

惊蛰时节，随着人体中的肝阳之气持续上升，阴血相对不足，这时应顺应阳气升发的特点，饮食上减酸增甘，顺肝之性同时助益脾气，令五脏平和。此时气温渐升，却常乍暖乍寒，应注意保暖，老年人更要注意保养，不可骤去棉衣，要遵循寒头暖足的原则。

春分时节，昼夜平分，划分寒暑，春分对人体而言，重要意义不次于夏至、冬至，对健康影响重大，人们在平时应注意保持阴阳平衡状态。这时人体血液运行处于旺盛时期，正是高血压病的高发季节，常见眩晕、失眠或其他精神类疾病，所以调摄情志颇为重要。多做户外活动，但要注意活动量不能过大，应尽量进行有氧运动，以期阴阳互补。

清明时节，阴雨绵绵，气候潮湿，人容易疲倦嗜睡。同时也是扁桃体炎、支气管炎、肺炎、麻疹、水痘、关节炎、哮喘等呼吸道疾病、传染病和慢性病的多发季节。在这段时间，慢性病人要忌食羊肉、鸡、海鱼、海虾、海蟹等发物，避免旧病复发。人在春季食欲通常比较好，因此要注意饮食适度，保护脾胃正常功能。

谷雨时节，气温升高，雨量增多，在这段时间，人更容易感到困乏，也是各类痹症的多发节气，患者在此节气注意锻炼身体的同时应当及时有效地避开邪气。谷雨时节，阳消阴长，宜早睡早起，合理安排工作时间，避免熬夜。时常熬夜会损害人的皮肤，提前进入老龄化，还会引起视力、记忆力、免疫力的迅速下降。

二、夏季节气对人体生命的影响

心气与夏气相通。

《素问·四气调神大论》曰："夏三月，此谓蕃秀，天地气交，万物华实，夜卧早起，无厌于日，使志无怒，使华英成秀，使气得泄，若所爱在外，此夏气之应，养长之道也；逆之则伤心，秋为痎疟，奉收者少，冬至重病。"

夏季主阳，气温高，阳气盛，人体阳气运行畅达于外，气血趋向于体表。从五脏来说，"心属火"，心为阳中之阳，同气相求，夏季温热之气使心阳常处于振奋状态，故曰"心通于夏气"。夏季炎热，人体腠理开泄、津液外泄，汗出较多。汗液为津液所化，血汗同源，而血又为心所主，故又有"汗为心之液"之称。心气与夏季相通，夏季汗出过多易使心气涣散而不收，因此，在夏季调摄，要注意及时补充汗出过多丢失的水分、电解质、维生素。

有研究报道，心肌梗死特别易发于气温在38℃时，这可能是因为环境温度过高使人体代谢率增加，耗氧量增大，导致人体疲劳乏力、精神萎靡、情绪低落。同时夏季高气温、低气压的环境，使得冠心病人更易发生胸闷、气促等不适。

立夏是夏季的第一个节气，也是儿童发育最快的时候，日常生活中，饮食要注意及时补充钙质、维生素等儿童生长发育所需要的营养物质，更要注意儿童和青少年的衣着和体育锻炼。生活中早睡早起，多沐浴阳光，注意情志的调养，保持肝气的疏泄，否则就会伤及心气，以致秋冬季节易生疾病。立夏节气，夏气始立，在饮食上既不能好食热性升发之物，耗气伤津；同时也不宜过早过多食用生冷食物，损伤脾胃阳气。气温升高，日常食物更容易变质，注意避免食入变质食物，以防发生肠道疾病。

小满时节，万物繁茂，人体生理活动正处于最旺盛的时期，营养物质消耗较多，所以应当及时补充人体所需营养，才能身强体健。时值初夏，可选择百合、绿豆、扁豆、菊花、芦根、沙参、元参、山药、冬瓜之类性味清凉的药材、食材配伍煎水代茶，亦可煮粥。饮食不可过于燥热，耗伤阴津；也不宜过于寒凉，反使暑热内伏，不能透发于外。

芒种后，我国长江中下游地区将进入多雨的黄梅季节，时长约为一个月，黄梅时节，气候潮湿，湿为阴邪，易阻气机，易困脾土，故此时要注意顾护脾胃，少食油腻，防其阻碍脾之运化。此时，阳气旺盛，天气炎热，稍有不慎极易发生疾病，因此要注意增强体质，避免如中暑、急性腮腺炎、水痘等季节性疾病和传染病的发生。

夏至是一年中阴阳气交的关键。夏至以后，太阳逐渐南移，黑夜渐长，白昼渐短，但由于太阳辐射到地表的热量仍比地面发散的多，故在短期内气温继续升高。自夏至起到立秋后的三伏天，是一年中最炎热的时候，也是进行调补和治疗宿疾的最佳时期之一。在冬天易发的慢性疾病，可利用夏天阳气最旺盛的时候进行调补，对治疗或减少慢性病的复发有较好的作用，故有冬病夏治一说。《黄帝内经》提出："春夏养阳。"故易感受寒邪侵袭及阳虚的慢性病患者应顺应春夏阳气旺盛的变化，蓄养阳气。

夏至之后，属于"长夏"。《素问·六节藏象论》曰："长夏者，六月也。土生于火，长在夏中，既长而旺，故云长夏也。夏为土母，土长于中，以长而治，脾主长夏。"脾与长夏相应，而长夏湿气当令。中医学认为长夏在五行中属土，与同属于五脏之土的脾有密切关联。即所谓"湿气通于脾"，湿为长夏主气，因此脾应于长夏。此时是健脾、养脾、治脾的重要时期。《黄帝内经》曰："仲夏善病胸肋，长夏善病洞泄寒中。"又有"伤于湿者，下先受之。"长夏天气多阴雨、潮湿，湿气困于脾，易出现脾虚，故长夏之季应重视保护脾胃功能，补益脾阳。

小暑时节，万物繁茂，适当活动，使体内阳气向外宣泄，才能与"夏长"之气相适应，符合夏天养"长"之机，但是，老年人、儿童、体弱者也要注意少去户外活动。小暑气候炎热，人易感到心烦不安、疲倦乏力，应该多饮水以预防中暑，规律作息，保证充足的睡眠，生活上应注意顾护心阳，保持心情舒畅，才可确保心脏机能的旺盛。

大暑，正值中伏前后，是全年温度最高的时节。由于天气炎热，食欲减退，食物要以清淡易消化、刺激食欲为主，适当摄入瓜果冷饮，可起到降温防暑的作用。要多饮温水，加少量食盐，补充汗出过多丢失的水分。酷暑多伴有雷雨，暑易夹湿，暑湿之气容易乘虚而入，且暑气逼人，心气易于亏耗，尤其中老年人发生心脑血管疾病的风险极大。应注意劳逸结合，避免暴晒，室内也应及时降温，同时不可贪凉，以防夏季感冒。

三、秋季节气对人体生命的影响

肺气与秋气相应。

《素问·四气调神大论》曰："秋三月，此谓容平，天气以急，地气以明，早卧早起，与鸡俱兴，使志安宁，以缓秋刑，收敛神气，使秋气平，无外其志，使肺气清，此秋气之应，养收之道也。逆之则伤肺，冬为飧泄，奉藏者少。"

肺与秋同属五行之金。时令至秋，暑去而凉生，草木皆凋。人体肺脏主清肃下行，为阳中之阴，同气相求，故与秋气相应。秋季之肃杀，是对夏季生长太过的消减；肺气之肃杀，是对心火上炎太过的制约。肺在当旺的秋季，其肃降功能增强。肺居于五脏最高位置，肺为娇脏，不耐外邪，极易受外界环境影响，而金秋燥气当令，此时燥邪易侵犯人体而耗伤肺之阴津，出现干咳、口、鼻、皮肤干燥等。因此，秋季护肺是预防疾病、增进健康、抗衰防老的重要环节。

立秋正值末伏前后，气温虽然开始下降，但我国中部及南部一些地区的气温仍可高达35℃，夏日"余威"尤在，故民间有"秋老虎"一说。立秋后，虽然气温仍高，但早晚气温较低。人们晨练时间应在太阳升起之后，不宜过早，适当运动可以缓解"秋乏"的情况；锻炼出汗后要注意保暖，以防感冒。立秋后阳气转衰，阴气日上，自然界由生长向收藏转变，故调摄原则应转向敛神、降气、润燥。起居上须早睡早起，以旺生气；收敛神气，以避杀气。

处暑不同于小暑、大暑，此时正是处在由炎热转向寒冷的交替时期，自然界的阳气由疏泄趋向收敛，人体内阴阳之气的盛衰也随之转换，此时起居作息也要相应地调整，要养成早睡早起的习惯。秋季燥邪当令，处暑时节由于有暑热余气，多见温燥，人们会感到皮肤、口鼻相对干燥，饮食应以"清润"为主，养阴清燥，润肺生津。

白露时节，我国大部分地区气候转凉。白露是反映自然界寒气增长的重要节气，秋寒将至，寒生露凝，故名"白露"，此时昼夜温差较大，天气偏于干燥。秋气应肺，"肺乃娇脏，喜润而恶燥"，燥气可耗伤肺阴，引起感冒、咳嗽、咽部不适等疾患。"上燥清气，中燥增液，下燥养血"，是秋天进补的重要原则。此外，白露还是高血压、风湿等疾病容易复发的时节，正如俗话所说："白露身不露。"所以要注意保暖，夜晚可盖薄被，不要再贪凉，以免引发旧疾或感染新恙。

秋分节气是昼夜时间大致相等的节气，日常生活中也应本着阴阳平衡的规律，使人体保持"阴平阳秘。"早睡早起，有利于阳气的舒展。秋高气爽之时，多进行登高爬山等活动，可使人心旷神怡。在饮食调养上，也应当以阴阳平衡为出发点，平补阴阳，使健康而无疾。

寒露时节，我国大部分地区天气转寒，俗话说："寒露一到百草枯"。儿童、老年人尤其要注意防寒保暖，在适当时刻可遵循中国传统保养法"春捂秋冻"，即在天气开始转凉时，慢慢增加衣服来逐渐锻炼人体抗寒能力，这对体弱者预防感冒极为有益。当然，并不是要求人挨冻受寒，其原则是以穿衣不出汗为度，注意及时更换衣物，避免风邪寒气入体。由于天气渐渐寒冷，人体血管也开始收缩，故此时应注意防止冠心病、高血压等心脑血管病的复发，睡前可用热水泡脚，既能扩张血管，又能缓解疲劳。

霜降之时乃深秋之际，此时万物开始凋零，天气多变，骤升骤降，体质较弱者很容易患病，有痰饮宿疾的人每到这一季节易旧病复发。起居上应保证充足的睡眠，尤其要避免夜间寒气。此时的调摄要点，除了避免受凉以外，饮食上还应注意避免过饥过饱、避免嗜食生冷。时值霜降，人体脾气已衰，肺金当旺，饮食应适当增加山楂、五味子等酸味食物以收敛阳气；增加甘味食物，甘入脾，可以巩固后天脾胃之本。

四、冬季节气对人体生命的影响

肾与冬气相应。

《素问·四气调神大论》曰："冬三月，此谓闭藏，水冰地坼，无扰乎阳，地气以明，早卧晚起，必待日光；使志若伏若匿，若有私意，若己有得，祛寒就温，无泄皮肤，使气亟夺。此冬气之应，养藏之道也；逆之则伤肾，春为痿厥，奉生者少。"肾在五脏中主闭藏，"肾藏精，宜藏而不宜泄；肾主命火，宜潜不宜泄。"

肾在当旺的冬季，主封藏、主纳气功能加强，就肾的阴阳消长而言，冬季肾阴渐长且盛于外；肾阳渐消蛰伏于内，表现为机体生殖机能下降、体温下降、小便量多，易发生生殖泌尿系统疾病。中医理论中的肾是生命活动之本原，肾为先天之本，肾的机能强健，则可调节机体适应严冬变化，否则就会导致身体新陈代谢失调。所以冬季调摄要以祛寒就温、敛阴护阳为原则。

立冬是冬季开始的季节，应特别注意防寒保暖。立冬后自然界、人体阳气都要闭藏，自然界气候寒冷，人体体表阳气不足，所以人们在生活起居调摄方面应注意驱寒就温。因为衣着单薄、室温较低，人体祛除寒邪使阳气耗损；而衣着较厚、室温过高则使人体腠理开泄，阳气不得潜藏；室温忽高忽低，人体难以适应，亦易使寒邪侵入，所以立冬等节气，人们应做到衣着薄厚适度、室温适宜恒定，同时还应坚持开窗换气。另外，在阳光充足的时候宜多到户外晒太阳，以起到温壮阳气、温通经脉的调摄作用。民间又有立冬补冬的习俗，故在此节气敛阴护阳的同时，可进食一些温补的药膳。

小雪后天气逐渐寒冷，人体易患上呼吸道感染、支气管炎、肺炎等呼吸道疾病，特别是儿童和老人，在这个季节中由于气候变化，衣着不慎很容易引起感冒，但也不可骤然加衣，保暖应以不出汗不觉冷为度。此时应适当减少户外活动，以"藏"为主，从而避免阳气的消耗。可以试着练习篆刻、书法或喝茶、下棋，多进行些静心养性的活动，既不违背时令调摄原则，又可延年益寿，增添生活逸趣。

大雪时节，万物生机潜藏，不要轻易扰动阳气，应早睡晚起，保持沉静，保持温暖，避免受寒。大自然奉行春生、夏长、秋收、冬藏的规律，人体要与自然界和谐统一，共同呼吸，如果违反这一规律，人的健康就会受到影响。冬藏为养精蓄锐，为来年春天万物复苏、生机蓬勃提供充沛的物质基础。古人云"秋冬养阴"，阳虚病人，冬天补温补阳气的同时，也应重视养阴，补充人体之阴，也有利于阳气的生长。冬天由于日照减少，人最易情绪低落，最佳的方法就是多活动，如慢跑、跳舞、滑冰、打球等，都是消除冬季烦闷、保养精神的最简单有效的方法。冬季由于天气寒冷，人们不常开窗。但这样一来室内空气污染程度可比室外严重十几倍甚至数十倍，人生活在这样的环境，也就容易生病。所以每天多开门窗通风，保持室内空气清新仍是不可少的。

冬至当天是一年中白昼最短、夜晚最长的一天，是天地阴阳气变的枢机。从自然规律来看，冬季是万物闭藏的季节，世间万物都潜藏阳气，以待来春。此时阴盛阳衰，阴极生阳，也是人体阴阳气交的关键时刻，许多宿疾最易在这一时期发作，如呼吸系统、泌尿系统及免疫系统的疾病在这时期发病率比较高，故而中医理论中非常重视冬令进补，此时人的消耗相对减少，进补后可发挥最大的药效，为阳气的生发打下坚实的基础。寒邪侵袭伤害到我们人体的阳气，"避寒就温""保暖护阳"是相当重要的原则。除了要早睡晚起保持阳气外，我们的冬季饮食也应以"藏热量"为主，而冬季喝茶也有特别的讲究。很多茶叶本身寒凉，中老年人到了冬季，抵抗力下降，手脚容易出现冰凉的现象，如果此时再喝上一杯茶，那只会加重寒气，从而导致疾病的入侵。因此，冬季喝茶就应该特别注意选择。普洱熟茶和陈年生茶性温，可生热暖胃，养蓄阳气，特别适合冬季饮用。

小寒是一年中气温最低的时候，气温过低会造成气血凝滞，这对大脑的健康十分不利。因此，在这一寒冷季节，为了保持大脑健康，必须保证气血通畅。使气血通畅的方法有很多。首先是保暖，身体温暖就能使气血运行正常。其次，减少户外活动，大自然中的许多动物就有"冬眠"的习性，这是顺应自然的表现。人也应当早睡晚起，不要扰动阳气或让皮肤开泄出汗耗阳，要使人体与"冬藏"之气相应，随之伏匿。小寒食补宜进食羊肉，羊肉含有蛋白质、脂肪以及钾、钙、磷、铁等矿物质，对需要补阳养血的阳虚体质尤宜；海参也是很好的冬令补品，易消化，易吸收，多食有益。

大寒是冬天最后一个节气，也是一年中最后一个节气。在饮食调配上，还要增加一些厚味，如炖肉、炖鱼、火锅等。另外，羊肉、狗肉、牛肉可以滋养脏腑、增加营养，有很好的滋补作用。在调味品上，可以选用一些辛辣食物，如姜、葱、辣椒、胡椒、蒜等，但是不可过量食用。冬季进补既要因人而异，又要符合"冬藏"的调摄原则。身体虚弱的人可以在食补的同时进行药补，注意进补量要逐渐减少，以适应即将到来的春季升发的特点。大寒时节，人体新陈代谢缓慢，皮肤的血管收缩，散热减少，此时更需要固护精气，滋养阳气，只有将精气内蕴于肾，才可化生气血津液，维持脏腑正常生理功能。要注意防止冻疮和促进四肢末梢的血液循环，同时冬季活动量下降，能量消耗也下降，血糖容易升高，故而糖尿病患者更应注意身体的调养。

第四节　节气调摄的常用方法

一、饮食调摄

饮食调摄有别于一般的药物治疗，是人们易于接受和能较长时间应用的"天然疗法"。良好的饮食习惯是健康长寿的保证，更是维持人体正常生理功能的需要，合理的饮食能够辅助正气、抵抗邪气、补充气血、促进脏腑功能活动。中国的饮食调摄文化源远流长，饮食调摄是中国传统调摄文化的重要组成部分。

中医认为，精、气、血、津液是人体的物质基础和生命之源。人体精气是秉受于父母的生殖之精，由后天的饮食营养所供养。气、血、津液有赖于脾胃的传输，所以"脾胃为后天之本"。食物通过脾胃的传输作用化生为水谷精微物质，然后通过脾将水谷精微物质向上向外输布，同时促进气、血、精、津液的生成，供给五脏六腑、形体百骸，保证机体正常功能的运行。饮食调摄目的在于：通过合理均衡地补充营养，以补益精气；通过饮食食材的整体调配，纠正脏腑阴阳之偏颇，从而达到增进人体健康、抗衰延寿的目的。

饮食是供给人体营养物质的源泉。人体营养充盛，精气充足，神自健旺。《寿亲养老新书》说："主身者神，养气者精，益精者气，资气者食。食者，生民之天，活人之本也。"指出了饮食是精、气、神的营养基础。食物对人体的营养作用，还表现在其对人体脏腑、经络、部位的选择性上，即通常所说的"归经"问题。《素问·至真要大论》中说："五味入胃，各归所喜，故酸先入肝，苦先入心，甘先入脾，辛先入肺，咸先入肾，久而增气，物化之常也。"例如，茶入肝经、梨入肺经、粳米入脾、胃经、黑豆入肾经等，由于食物的性味归经不同，对脏腑的营养作用也有所侧重。有针对性地选择适宜的饮食，会达到事半功倍的效果。

（一）饮食调摄的原则

饮食调摄并非一味无限地增加营养，而是必须遵循一定的原则。饮食的种类多种多样，所含营养成分各不相同，只有做到合理搭配，才能摄取不同的营养，以满足人体生命活动的需要。因此，全面的饮食、均衡的营养，才是保证人体生长发育和健康长寿的必要条件。早在两千多年前，《黄帝内经》就提出："五谷为养，五果为助，五畜为益，五菜为充，气味合而服之，以补精益气""谷肉果菜，食养尽之"，全面概述了饮食的主要组成内容。其中，以谷类为主食，以肉类为副食，以蔬菜来充实，以水果为辅助。人们必须根据需要，兼而取之，这样合理的饮食，才会满足人体正常的营养需求，保证机体健康。概括地说，饮食调摄的原则大概有五条。

一要"和五味"，膳食有酸、苦、甘、辛、咸五味之异。中医调摄学理论认为，"和五味"是益寿延年的基本饮食原则。所谓"和五味"即是依据人体生理需要，进行合理的膳食调配。而饮食偏嗜不仅会导致营养摄入不均衡，还容易滋生疾病。譬如偏嗜甜食，容易造成肥胖、高血糖、甚至糖尿病；偏嗜咸味，易致高血压、动脉硬化、水肿等；偏嗜辛辣，易致咽痛、便秘、痔疮，甚至加剧溃疡病等；偏嗜酸，易增加胃酸分泌，对于平素胃酸偏多的人，尤为不宜；苦味多寒，苦寒易伤阳气，对于阳气虚、脾胃弱的人来说，不可偏嗜。

二要"有节制"，即不可过饱，亦不可过饥，食量适中。暴饮暴食损伤脾胃的功能，脾胃运化负担过重，就会导致食积。现代研究认为，科学的膳食方式应是"早吃好，午吃饱，晚吃少"，并强调三餐之中早餐最重要，既要保证碳水，也要摄入一定的蛋白质；午餐要吃饱，食物品种要尽量丰富，多食蔬菜；晚餐以少而精为善，以七分饱为宜，尤其不宜过多摄入蛋白质和脂肪，影响健康。

三要注意饮食卫生。病从口入，食品安全是饮食健康的重中之重。在食物加工的过程中，手、器皿、切菜板等都有可能被生鲜食物中的细菌污染，因此一定要注意饮食卫生。厨房用具、碗碟清洗后要完全晾干擦干。冰冻肉类食物解冻时，不要让解冻后的水流到别的地方或食品里，防止细菌繁殖。食用火锅、海鲜、烧烤等，注意食材一定要充分加热，才能消灭病菌、寄生虫。

四要因人而异，采取不同的配膳营养。不同年龄、性别、体质、病症，乃至孕产妇和老年人，在饮食方面的需求也有所不同。如儿童处在生长发育的关键时期，五脏娇嫩，脾胃较弱，饮食既要保证充分营养，又要易于消化吸收，避免损伤脾胃。老年人脏腑衰退，胃肠功能减退，平素饮食要注意尽量清淡，以乳食、富含纤维素的食品为宜；对于孕妇，随着胎儿的生长发育，母体需要更多的营养以满足需要；哺乳期妇女，膳食应补充热量充足和富含矿物质的食品，以满足各种微量元素的摄入，保证母乳的供给；肥胖的人，应限制糖分及脂肪的摄入；消瘦之人，应注意饮食的均衡，不要偏食偏嗜。

五要因时而异。因时而异又可分为因时辰、昼夜、季节、节气而异。《礼记·内则》言："凡和，春多酸，夏多苦，秋多辛，冬多咸，调以甘滑"。顺应四时的饮食烹饪，可使食物更加鲜美，从而增加食欲，促进吸收。辰时（7时至9时）气血流入胃经，此时吃温暖的早餐可以促进中焦气血的升发，有利于整天都有好的精神气力；未时（13时至15时）气血流入小肠经，此时吃一顿丰盛的午餐可以让小肠充分吸收食物中所含的精微物质，有利于保持气血健旺充足；晚上阳气开始收敛，阴长而阳弱，睡前吃些粗茶淡饭即可，尤其注意不可过饱。

（二）饮食调摄具体方法

1. 进食宜缓

进食宜缓是指吃饭时应该细嚼慢咽。《养病庸言》说："不论粥饭点心，皆宜嚼得极细咽下。"细细咀嚼可使食物与唾液充分结合，食物易被消化吸收。人对饥饱的意识，并非完全取决于胃的空虚与充盈，当食物经胃消化吸收后，血液中糖和氨基酸等物质浓度升高，反馈给大脑才有饱腹感。相反，如果吃得太快，胃还来不及消化吸收，大脑迟迟没有接收到信号，就会吃掉更多的食物。暴食不仅加重肠胃负担，导致肥胖，还容易发生噎、呛、咳等意外。

2. 进食宜专

《论语》说："食不言，寝不语。"这不仅是个人修养的表现，更是一种健康的生活方式。从生理结构来说，人咽喉下有食管和气管并行，还有一块软骨，称为"会厌"，它就像是一个自动的井盖，呼吸时抬起，使空气出入气道，吞咽时盖住声门，避免食物误入气管。当吃饭时说话，本该关闭的会厌就有可能来不及关上，导致食物呛进气管发生危险。因此进食时要专心致志，将头脑中的各种琐事尽量抛开。把注意力集中到饮食上来，既可细细品尝到食物的味道，增进食欲；又有助于消化吸收，更可以有意识地做到合理膳食搭配。心不在食，那么食欲也会相对下降，纳食不香，自然影响消化吸收。

3. 进食宜乐

进食时要保持快乐愉悦的心情，"喜为心之志"，心属火，脾属土，火能生土，愉快的情绪有利于胃的消化，使食欲大增。反之，情绪不好，恼怒伤肝，"肝木横克脾土"，肝失条达，抑郁不舒，致使脾胃受其制约，影响食欲和消化功能。古有"食后不可便怒，怒后不可便食"之说。故于进食前后，均应注意保持乐观情绪，可以从以下几个方面着手：

（1）安静、舒适、整洁的环境，这对稳定人的情绪是很重要的，嘈杂、脏乱的环境，往往会影响人的情绪和食欲。

（2）气氛要轻松，吃饭时不要回忆及谈论令人不愉快的事情，保持轻松愉快的气氛，不争吵、不争执。

（3）轻柔和缓的音乐，《寿世保元》中说到，"脾好音声，闻声即动而磨食"，在进食时，放一些轻柔和缓的乐曲，不仅使人心情愉悦，还有利于加强消化功能，增强食欲。

4. 进食后可参照以下方法调摄保健

（1）食后摩腹

《千金翼方》云："平日点心饭论，即自以热手摩腹。""中食后，还以热手摩腹。"具体方法是吃饭以后，自左而右，自上而下以热手轻摩腹部，可连续作二三十次不等。这种方法可以促进腹腔血液循环，帮助胃肠消化，经常进行食后摩腹对全身健康也有好处。

（2）食后散步

俗话说："饭后百步走，活到九十九。"《摄养枕中方》中说："食止、行数百步、大益人。"进食后不宜立即坐下、躺下，适当做一些从容缓和的活动，有利于胃肠蠕动，帮助消化吸收，对健康大有裨益。散步是最好的活动方式之一。如果在饭后，边散步、边摩腹，效果更佳。《千金翼方》将其归纳为："食后，还以热手摩腹，行一二百步，缓缓行，勿令气急，行讫，还床偃卧，四展手足，勿睡，顷之气定。"

（3）食后漱口

要注意口腔卫生。进食后，一些食物残渣容易残留在口腔、牙缝，若不及时清除就会滋生细菌，引起口臭，严重者还会导致龋齿、牙周病。早在《金匮要略》中即有"食毕当漱口数过，令牙齿不败口香"之说。一天当中刷牙的次数可为 2～3 次，可以按照当日进食次数增加，每隔半年还应去正规牙科医院进行洗牙。

二、起居调摄

"起居"是指日常生活作息。中医的起居调摄，主要包括作息规律、劳逸适度、节制房事和睡眠卫生等内容。"起居有常"是保持健康长寿的基本要素之一，如果"起居无常"，就会影响健康，引起早衰。现在人们的生活节奏明显加快，竞争激烈，日常学习、工作中熬夜、加班加点是常有的事情。在物质生活日益丰富的同时，精神生活也丰富多彩起来，但有些人纵情娱乐，挥霍健康。不良的生活习惯催生了大批的慢性生活方式病，如颈椎病、冠心病、糖尿病、高血压等。生活方式使得疾病谱发生改变，患者群日益年轻化。上述种种迹象都告诉我们，生活方式对身体健康有着重要的影响。我们应养成良好的生活作息习惯，如起居有规律，不睡懒觉不熬夜，娱乐有度，劳逸结合。保持居室和家居用品的清洁卫生，经常晒太阳，定时给房间通风换气；冬天要注意保暖，不要盲目追赶时尚，不要"只要风度不要温度"；夏天应适当出汗，不要整天待在冷空调环境下贪凉而得"冬病"。

起居调摄的原则包括：

1. 劳逸适度

正常的劳动和体育运动，可疏通气血，增强体质，提高机体的抗病能力；适当的休息，可解除身心疲劳，恢复生命活力。任何体力劳动都不可太久，久则超越了人体所能承受的限度，对身体造成损伤。过劳，不但指体力劳动，还包括脑力劳动。提倡科学用脑，要求人们在勤于用脑的同时，还要善于用脑，注重对脑的保养，防止疲劳作业。同样的，贪逸无度，不进行适当的体力或脑力劳动，不参加体育锻炼，容易造成气血运行不畅，消化功能减弱，提不起精神，体质也逐渐衰退。

2. 起居有常

"起居有常"是保持健康长寿的基本要素之一,"起居有常"首先要求作息有规律。如果长期不注意起居调摄,费神太过,势必损害健康,缩短寿命。人生活在自然界中,与自然界密切相关。根据四季"春生、夏长、秋收、冬藏"的特点,春天宜早睡早起;夏天宜晚睡早起,补午觉;秋天宜早睡早起;冬天宜早睡晚起。不仅四季节令,昼夜变化对人体生理活动也有一定的影响。中医学认为,一天之中,早晨阳气开始升发,中午达到鼎盛,傍晚阳气渐收,到夜晚又潜藏起来,这种变化与四时的规律是一致的。因此,要顺应四季和昼夜的更替规律来调摄起居,做到入睡和起床有规律。

3. 衣着宜忌

起居调摄包括对衣着服饰的要求。衣着对人体的健康的影响,主要是与衣服的宽紧、厚薄、质地、颜色等密切相关。古今医学家认为,服装宜宽不宜紧,并提出"春穿纱,夏穿绸,秋天穿呢绒,冬装是棉毛"。内衣应是质地柔软、吸水性良好的棉织品,可根据不同年龄、性别和节气变化认真选择。同时,要特别强调"春不忙减衣,秋不忙增衣"的春捂秋冻的调摄措施。老年人因体温调节机能较差,穿衣要适当偏暖,稍肥大些,内衣应以棉料为宜,因棉布柔软、清爽、吸水性强。

二十四节气具体起居调摄细则可概括为:

春季,阳气渐生,而阴寒未尽。"人与天地相应",春季阳气初升,此时人体也顺应自然,向上、向外疏发阳气。所以当进入春季,自然界万物复苏时,人们应该做到早睡早起,在春光中舒展四肢,呼吸新鲜空气,活跃阳气,以便享受这春天美好的季节。此外,春季六节气,风气当令,人体的皮肤腠理变得疏松,人体阳气易向外发泄。同时对风寒之邪的抵抗能力有所减弱,故人们在此时更容易受到风寒之邪的侵袭,更容易损伤阳气。尤其是老年人还有可能旧病复发,所以春季要注意保护阳气。

夏季,日照时间相对较长,昼长夜短,气候炎热,易生烦躁,因此起居和作息时间应随之做一些相应的调整,适当地减缓生活节奏,平静、有计划地进行工作,这样有利于减少焦虑的情绪。元代邱处机在《夏季摄生消息论》说:"平居檐下、过廊、弄堂、破窗,皆不可纳凉。此等所在虽凉,贼风中人最暴。唯宜虚堂净室,水亭木阴,洁净空敞之处,自然清凉。"其指出夏季六节气不要在屋檐下、过道、弄堂口纳凉,以免风邪入体,损伤正气。选择空旷、宁静的地方,使心静而自然凉爽。现代人在夏季常开风扇空调,不避早晚,也容易导致夏月感冒,故而也应该适度节制。

秋季，气温由热而凉，逐渐转寒，昼夜温差较大，此时的起居也应随时令的变化做适当调整，应做到早睡早起，以避风寒。肺主一身肌表，外感邪气最易犯肺，诱发或加重外感、咳嗽、哮喘等呼吸系统疾病，或成为导致其他系统疾病的病因。所以秋季六节气应根据气候变化及时增减衣服，以免因受寒而诱发疾病或加重病情。但是适度的"秋冻"对于人体逐步适应寒冷的天气变化、增强人体抗寒能力非常有益，所谓的"春捂秋冻""秋不忙加衣"就是这个道理。

冬季，天地闭藏，起居调摄应顺乎于自然。《素问·四气调神大论》说："早卧晚起，必待日光。"指出冬季宜早睡迟起，早睡以养人体的阳气，保持身体的温热；迟起以养阴气，待日出而作，可躲避严寒，求其温暖，使人体阴平阳秘。特别是素体阴虚之人，当风起骤寒之时，尤宜早卧晚起。《理虚元鉴》说："冬防寒，又防风。"《养生镜》提出："冬三月乃收藏闭塞之时，最宜固守元阳，以养真气。"故冬季应注意保持室内温度。冬季阳气闭藏于内、阴气在外，若调摄失当，过贪辛热暴暖，就会内扰阳气，迫其外泄或积热于内，形成阴虚火旺之候。至春季，会由伏邪转化为温病或诱发宿疾。

三、运动调摄

生命在于运动，运动可使气血流通。适当的锻炼可强身健体，提高人体的抗病能力。随着科技的快速发展，体力劳动的人群越来越少，脑力劳动的人群越来越多，甚至不少家务劳动都被一些智能化的家电代替了。很多人的日常生活状态就是"久坐不动"，这也是现代生活方式病高发的重要原因之一。

运动也不能极端化，过度痴迷于运动健身也是不妥当的。对于锻炼的人群，建议每天锻炼半小时至1小时就足够了。过度锻炼可能会导致骨关节、软组织的损伤，突然进行大运动量的锻炼，还有可能使心脏难以负荷而发生危险事件。故建议运动锻炼应循序渐进，运动量以微微出汗为宜，切忌大汗淋漓、气喘吁吁。

运动调摄的原则包括：

1. 因人而异

人体因为年龄、体质、性别、职业等因素的影响，所选择的运动项目也不尽相同。年轻人应选择活动量大的运动方式，加强形神并练，达到延年益寿的目的；而平素体质较弱或年老者，选择活动量小，增强脾胃功能的运动方法，来固本补虚，强身健体。平和体质的人群运动重在持之以恒；气虚体质的人群多体瘦，肝火易亢，情绪急躁，应选择以练"意"为主的运动方式，适合做中小强度、间断性的身体锻炼，如太极拳、八段锦、气功等，锻炼时要注意控制出汗量；阳虚体质的人群，易受风寒侵袭，锻炼时要多注意保暖避寒。一般选择在阳光充足的上午锻炼，运动量不宜过大，不可大量出汗，可选择一些适当的短距离跑和跳跃运动等，根据不同体质，选择不同的运动方式，达到"形神共养"的目的。

2. 因时而异

《素问·上古天真论》："上古之人，其知道者，法于阴阳，和于术数……不妄作劳，故能形与神俱。"指出人要顺应四时阴阳，以保养阳气，运动亦然。时令的改变，运动调摄的方法也应随之改变。《素问·四气调神大论》："春三月，夜卧早起，广步于庭……养生之道也。"说明人处于天地之间，必须顺应自然的变化。

3. 因地而异

地域不同，自然地理条件、气候环境和社会发展程度不同，所处的生活环境亦不同，人体所形成的基本性格和体质也不相同，对某种疾病的易感性也不相同。因此，运动调摄要顺应地域的差异，积极主动地采取相适应的运动调摄方法进行调摄。如北方人多身材高大，性格豪爽，体质较壮，抵御邪气的能力较强，比较适合一些运动量较大的运动项目；而南方人身材较北方人矮小且心思细腻，体质较弱，比较适合运动量稍小些的运动项目。

4. 循序渐进

在进行运动时，应根据自己身体的情况循序渐进地进行锻炼。功法要由易到难，量要由小到大，时间由短到长。要掌握运动量的大小，太小达不到锻炼的目的，过大则超过了人体的承受能力，反而使身体因过度运动而受损，因此，运动要循序渐进，切不可急于求成。运动调摄必须长期坚持不懈，才能起到调摄保健的效果。

5. 动静结合

《礼记》中曾这样说："张而不弛，文武弗能也；弛而不张，文武弗为也。一张一弛，文武之道也。"文、武，原指周文王、周武王。拉开弓弦称"张"，放开弓弦称"弛"。这句话的原意就是，治理天下必须宽严结合。后来，人们更多地用这句话来比喻生活中必须劳逸结合，才能达到调摄的目的。

《养性延命录》中早有提到："养生大要，一曰啬神，二曰爱气，三曰养形，四曰导引，五曰言语……十曰禁忌。过此已往，义可备焉。"可见古人认为运动对调摄来说也是极其重要的一点。《后汉书》中提到了华佗创立的传统功法——五禽戏："古之仙者，为导引之事，以求难老。吾有一术，名五禽之戏：一曰虎，二曰鹿，三曰熊，四曰猿，五曰鸟。亦以除疾，兼利蹄足，以当导引。"中国古代对于各类调摄功法有着深刻的研究，配合二十四节气变化规律来进行功法的选择，再适当进行一些有氧运动，有利于人体的阴平阳秘，能达到很好的调摄保健效果。

春季，主生发，适宜在户外进行健身活动，以利于人体吐故纳新，采纳真气，振奋阳气，化生气血津液，充养五脏筋骨，一般会选择既具有一定运动量的，可以活动筋骨、畅达气血，但又相对轻柔舒缓的方式，以防阳气发泄太过，如太极拳、五禽戏等。

夏季，主散布，暑邪当令，气候炎热，选择与夏季自然环境相适应的功法，如站桩功、太极拳等，使体内阳气宣发于外，从而保持体内津液的充盈。但要防止运动量过大，出汗过多而中暑，应选择晨起凉爽之时，于阴凉处锻炼。

秋季，主肃杀，自然界阴气渐盛，阳气渐衰，人体亦逐渐顺应自然界中阳气潜藏的规律，此时，应选择有收敛神气、益肾困精功效的传统健身运动法，如太极拳等，要注意应有一定的运动量。

冬季，主收藏，早睡晚起，以静功为主，健康舒闲而不耗阳气，如八段锦等。需谨慎阴寒之邪，不要在大风、大雾、大雪中锻炼，要保证锻炼环境的舒适温暖，亦不可活动量过大。

四、情志调摄

七情是指人的喜、怒、忧、思、悲、恐、惊七种情志变化。其中喜、怒、忧、思、恐称为五志，五志应五脏。人有七情六欲，感情的表露乃人之常情，是本能的表现。情志活动是人类生活正常的生理现象，是对外界环境刺激和自身体内刺激的保护性反应；各种情志活动都有抒发自己情绪、起着协调生理活动的作用，有益于身心健康。但是"喜怒无常，过之为害"。情志活动异常，会使情绪失控而导致神经系统功能失调，引起人体内阴阳紊乱，百病丛生。故调摄者，宜注意情志调摄。

情志调摄的方法有两个具体内容，一是摄养意志，二是调和情志。《灵枢·本神篇》言："是故怵惕思虑者则伤神，神伤则恐惧流淫而不止。因悲哀动中者，竭绝而失生；喜乐者，神惮散而不藏；愁忧者，气闭塞而不行；盛怒者，迷惑而不治；恐惧者，神荡惮而不收。"指出七情五志，是精神活动的一部分，是人体对外界客观事物刺激的能动反映，在正常情况下，不是致病因素，但如果外界刺激太强，情志变化到了一定程度时，会出现质的变化，导致五脏机能失调，从而产生疾病。所以调神、治神乃是防治疾病、调摄保健的重要环节。

精神刺激太过可引起怒则气上、悲则气消、喜则气缓、惊则气乱、恐则气下、思则气结等症。可见，情志过激会导致脏腑功能紊乱，气机失调，产生疾病，人们要想长寿，必须注意调和情志。

情志调摄有以下原则。

1. 清静养神

古人曰："得神者昌，失神者亡。"调神摄生，首贵静养。《黄帝内经》说"静则神藏，躁则神亡。"因此，养神之道贵在一个"静"字。所谓"精神内守，病安从来"，人的精神情志活动应当尽量保持在淡泊宁静的状态，做到摒除杂念，内无所蓄，外无所逐。"清静则肉腠闭拒，虽有大风苛毒，弗之能害"，但是，清静养神的方法，并不是要人无知无欲，也不是人为地过度压抑思想，更不是毫无精神寄托的闲散空虚，而是主张专心致志、精神静谧，"寡言语以养气，寡思虑以养神"，避免"多思则神殆，多念则志散，多欲则志昏，多事则形劳"。在生活中，保持乐观豁达的处世态度，避免纠纷。要做到心神宁静，需时常闭目醒神，这有利于心静神凝。尤其在精神紧张、情绪激动、身心俱疲的情况下，闭目养神片刻，往往能使人心平气和、思绪冷静、精神内守、坦然舒畅。

2. 调摄情志

人有各种各样的情绪，这是人对外界刺激的正常反应。生活中难免会产生不良的情绪，关键在于控制和调节。主要是对自己的意识状态、思维活动及心理状态进行自我锻炼、自我控制、自我调节，使之与机体、环境保持平衡。

按照五行学说理论。木（肝）、火（心）、土（脾）、金（肺）、水（肾）五者之间存在着相生、相克、相乘、相侮的关系。如果由于气候、情志、饮食等因素，造成某脏生理机能太过或不及，就会破坏人体动态平衡，出现疾病。

春季，肝气旺，春季的调摄就要重视对肝脏的保养，保证肝的机能正常，以适应春季六节气气候的变化，减少疾病发生。如果调理不当或肝气郁结，导致肝木偏亢，不仅可能"乘脾"，还易导致上逆犯肺。原有精神分裂症、躁狂症、抑郁症等疾病的患者，对这种春季节气的气候变化更为敏感，易出现激愤、躁动、暴怒、不安等病态。由此可以看出春天对精神状态不佳的人来说是尤其需要注意的季节，但只要心胸开阔，保持乐观情绪，养情益志，就能适应这万象更新的春季节气了。

《素问·四气调神大论》指出："夏三月，此谓蕃秀，天地气交，万物华实。夜卧早起，无厌于日。使志勿怒，使华英成秀，使气得泄，若所爱在外，此夏气之应，养长之道也。逆之则伤心，秋为痎疟，奉收者少，冬至重病。"意思是说，夏天的三个月，天地之气上下交合，万物繁荣秀丽，此时人们应该晚睡早起，不要发怒，使阳气得到宣泄。如果违背这个规律，就会伤及心气。夏季应舒展性情，保持安详的心态，以免暴怒暴喜伤及心阳。有道是"听曲消愁，有胜于服药矣"。《荀子·乐论》说："故听其《雅》《颂》之声，而志意得广焉……以钟鼓道志，以琴瑟乐心"。为了使人忘却夏季六节气炎热的烦恼，可以多听雅乐。音乐的旋律、节奏、音调对人体都是一种良性刺激，夏季多听舒缓的音乐，还能达到"心静自然凉"的效果。

秋季，落叶遍地，万物凋零，秋风肃杀，加上绵绵的秋雨，容易使人的情绪不稳定，心情烦躁不安，令人陡生悲凉之意。不良情绪的刺激会影响身心健康，故而要保持平静、安宁、乐观向上的积极情绪，调气安神，使人体上下一气而畅通，这可改善肺的生理功能，以抵御秋日肃杀之气对人体的侵犯。因此调畅情志对于秋季六节气人体调摄十分重要。要做到内心宁静、心情舒畅，切忌悲忧伤感。即使遇到伤感的事，也应主动予以消解，同时还应收敛神气，以适应秋天容平之气。

严冬腊月，寒风凛冽，雨雪纷飞，江河冰封，草木枯瘦，此万物凋零之象，常使人触景生情，加之久不见日光，容易导致情绪低落，尤其是老弱多病之人，情志的变化更为明显。因此，冬季的精神调摄同样需要密切关注。冬季六节气精神调摄，重在安定心志，不要使情志过激，以免剧扰潜伏的阳气。正如《素问·四气调神大论》说："使志若伏若匿，若有私意，若已有得。"这里是指适应冬季精神调摄的"养藏之道"。

五、中医调摄

中医的一些疗法对人体具有非常好的保健作用，如针灸、刮痧、沐足、穴位贴敷等。这些特色疗法的主要依据就是中医经络学说。经络是经脉和络脉的总称。经，有路径之意，是经络系统的主干；络，有网络之意，络脉是经脉别出的分支，较经脉细小，纵横交错，遍布全身。十二经脉是经络系统的主体，又称之十二"正经"，即手三阴经（肺、心包、心）、手三阳经（大肠、三焦、小肠）、足三阳经（胃、胆、膀胱）和足三阴经（脾、肝、肾）。经络联络脏腑形体官窍，沟通上下内外，将人体脏腑、组织、器官联结成一个有机的整体，是运行气血、联系脏腑和体表及全身各部的通路。

　　腧穴是人体脏腑经络气血输注于体表的特殊部位，也是疾病的反应点，又是防治疾病的刺激点。通过针刺、艾灸、拔罐等对腧穴的刺激以通经脉、调气血，使阴阳归于平衡，脏腑趋于调和，从而达到扶正祛邪的目的。所有腧穴都能治疗其所在部位和邻近部位的病证，部分腧穴可以治疗本经循行经过的远隔部位的病证，某些腧穴还具有双向调节、整体治疗和特殊治疗作用。经络腧穴的功能主要表现为联系脏腑，沟通内外；运行气血，协调阴阳；抗御病邪，反映证候；传导感应，调整虚实。

　　《黄帝内经》认为人体经络的变化与一年四季的冷暖变化相互对应。《素问·金路真言论》曰："五脏应四时，各有收受；春生夏长，秋收冬藏，气之常也，人亦应之。"说明气候变化对人体经络是有影响的，四季气候正常交替时，人体经络也随气候正常运转；当四季气候发生异常时，经络就会不通畅，人体就会产生疾病。东汉医学家张仲景发展了这一原理，以历法中的二十四节气分析气候变化对人体经络的影响，提出了人体经络在不同时间周期上的变化规律，人体经络、腧穴存在一个由不同时间周期组成的整体系统。随着自然界二十四节气的变化，人体的脏腑、经络、穴位、气血津液也发生相应变化，并且还有着严格的季节性。遵循"春温、夏热、秋凉、冬寒"的阴阳变化规律，顺应人体"春生、夏长、秋收、冬藏"的四时节律调摄，提高人体对自然变化规律的适应能力，以保持人体的阴阳平衡，达到健康长寿之目的。

　　《素问·四时刺逆从论》："春者，天气始开，地气始泄，冻解冰释，水行经通，故人气在脉。夏者，经满气溢，入孙络受血，皮肤充实。长夏者，经络皆盛，内溢肌中。秋者，天气始收，腠理闭塞，皮肤引急。冬者盖藏，血气在中，内着内髓，通于五脏。"描述了人体的经气盛衰与自然界时令节气的变化关系。依据经气盛衰的变化特点，平衡阴阳，扶助正气，甚至可以预知可能发生的疾患，防患于未然。当时令节气转换，人体尚处于未病阶段，及时在相应的腧穴上应用适宜的刺激，通过人体内在的经络，激发人体自身的调节能力，达到新的阴阳平衡，从而达到有效的治未病的目的。因此，根据十二经脉与四时的规律，顺应二十四节气的特点进行经络穴位调摄与保健非常有必要。

六、体质调摄

体质是一种客观存在的生命现象，是个体生命过程中，在先天遗传和后天获得的基础上，表现出的形态结构、生理机能以及心理状态等方面综合的、相对稳定的特质。中医将不同的常见体质分为九种，分别是平和质、气虚质、阳虚质、阴虚质、痰湿质、湿热质、血瘀质、气郁质、特禀质。九种体质就像九个门派，各有自己的特色，找对了门派才能更好地调摄。

1. 平和质——健康派

体质特征	精力充沛，对于环境和气候变化的适应能力较强，很少得病，偶尔有小感冒，也不会影响工作和学习
外表特征	形体匀称，体态适中，体重稳定，波动不大。舌唇淡红，不暗紫、不枯薄；舌苔薄白，舌质淡红而润，舌体大小适中，头发稠密有光泽，指甲有光泽
性格特征	情绪高度平稳，性格随和开朗，做事有条不紊，乐在其中

2. 气虚质——气短派

体质特征	气息低弱，容易疲乏，稍微运动就出汗，站起来时容易眩晕。易感冒，怕吹风、吹冷气。胃肠推动、运化的功能不足，只吃一点东西就腹胀
外表特征	形体消瘦或虚胖，肌肉松软不实。面色萎黄或淡白，毛发不泽，目光少神。口淡，唇色少华
性格特征	性格内向，情绪不稳定、善惊易恐、胆小不喜欢冒险，喜欢安静，懒得说话，说话时声音细如蚊，底气不足

3. 阳虚质——怕冷派

体质特征	阳气不足，衣服比别人穿得多，总是手脚发凉，胃脘怕冷，冬天耐受不了寒冷，夏天耐受不了空调冷气，吃（喝）凉的东西总会感到不舒服。精力较弱，睡眠较多。小便清长、大便稀溏，甚至在凌晨出现腹泻
外表特征	体型偏胖，体格不健壮，肌肉松软不实。手脚发凉，尤其腹部、颈背、腰膝部更怕冷，总穿得比别人多。脸色发白，皮肤柔软，舌淡胖嫩
性格特征	性格多沉静、内向

4. 阴虚质——沙漠派

体质特征	体内津液精血亏少的体质，怕热，经常感觉身体、脸上发热，容易失眠，经常大便干结
外表特征	体型偏瘦，手足心热，面颊潮红或偏红，口干舌燥，喜冷饮，舌红少津
性格特征	急躁好动，外向活泼

5. 痰湿质——大腹便便派

体质特征	痰湿内阻或流窜，阻碍阳气与气机，口中黏腻或甜，喜食肥甘甜黏，常感到头脑昏沉，肢体酸困沉重、不轻松，倦怠乏力，咽部异物感，小便浑浊，大便正常或经常稀薄黏滞，排便不爽
外表特征	体形肥胖，腹部肥满松软，四肢肌肉松弛，出汗多而黏腻，手足心潮湿多汗而黏，面部油脂较多，面色淡黄而暗，眼皮微浮。舌体胖大，舌苔白腻
性格特征	性格温和，处事稳重，为人恭谦，多善忍耐

6. 湿热质——苔藓派

体质特征	就像"苔藓"喜欢在温暖潮湿的地方萌发，当身体有多余的湿和热时，易生痤疮疖肿，经常大便黏滞不爽，小便有发热感，尿色发黄，女性常带下色黄，男性阴囊总是潮湿多汗，常感到口苦、口臭或嘴里有异味
外表特征	形体偏胖或苍瘦，"油光满面"，尤其"T部"、额头油灾泛滥，易生粉刺、疮疖，皮肤发痒，头发油腻易脱发，舌苔黄腻
性格特征	性格外向好动，容易急躁易怒，这是因为肝主疏泄，湿热容易郁结肝胆，影响情绪

7. 气郁质——林妹妹派

体质特征	经常不自主叹息，这是因为体内气息不畅，就本能地通过叹气来调气，让气顺一点，身体就舒畅很多。经常两胁胀痛，走窜不定，女性在月经前能感受到明显的乳房胀痛、小腹胀痛的情况
外表特征	形体瘦削者为多。面色发黄，没有光泽，如果郁结的情况比较严重，脸色甚至还会出现青黄色
性格特征	性格内向，不稳定、忧郁脆弱，敏感多虑，易紧张，看起来总是一副闷闷不乐的样子，喜欢不自主叹气

8. 血瘀质——长斑派

体质特征	血瘀质是人体血行迟缓不畅为主要特征的体质状态，就像河流被沉积的淤泥堵塞了，河水不能正常流通，身体常常出现疼痛，刷牙时牙龈容易出血
外表特征	胖瘦均见，瘦人居多，肌肉不发达，指甲不润泽，头发干枯，易脱落。面色晦暗或有色素沉着、黄褐色斑块，眼眶经常黯黑，皮肤干燥、粗糙，常在不知不觉中出现瘀斑。口唇黯淡，舌黯或有瘀点，舌下络脉紫黯或增粗，脉涩
性格特征	容易烦躁，健忘，性情急躁

9. 特禀质——过敏派

体质特征	特禀体质是受遗传影响最大的一种体质类型，也是众多体质中最麻烦的一种，该类体质的人不敢随便吃喝，不能随时外出游玩，尤其是景色优美的春天，对他们来说更是难言之痛。即使不感冒也常常鼻塞、打喷嚏、流鼻涕，易患哮喘，容易对药物、食物、花粉、气味、季节过敏
外表特征	体型无特殊，皮肤容易起荨麻疹，常因过敏出现紫红色瘀点、瘀斑，皮肤常一抓就红，并出现抓痕

　　人与自然作为一个统一的整体，人体内在的阴阳同时也受到自然界阴阳消长变化的影响。应四时之规律是调摄要诀之一，而体质的不同也决定了其在不同节气调摄方法的不同。比如，气虚质要不拘四时补养阳气，在夏季还要注意益气健脾；阳虚质在冬季应注意温补，蓄养阳气，益火之源；痰湿质在春季疏理气机、振奋阳气，夏季发泄腠理，健脾利湿；血瘀质在春季应注意疏利肝胆，冬季注意扶阳散寒，温经活血；气郁质在春季疏肝理气，秋季养肝护肝。根据不同的体质，采取不同的调摄方法，纠正或改善偏颇体质，促进机体的阴阳平衡，提高人体对外界的适应性，从而实现健康长寿的目的，充分体现了中医学"以人为本""因人制宜"的理念。

　　立春时节，气郁、阳虚体质的人群需要特别注意。春天到来，肝气郁结不散，很多人会无缘由的心情不好，气郁体质的人在春天更应该想办法排忧解郁，多去大自然走一走，多吃一些疏肝理气的食物。立春时节阳气升发最快，阳虚体质的人应注意培补阳气，可以吃一些温补阳气的食物。

　　雨水时节，血瘀、阳虚体质人群需要特别注意。血瘀体质的人群，既怕风又怕冷，在天气变化不定的雨水时节，要注意不要着凉。阳虚体质人群在此时要注意扶助阳气，养好肝阳，而且肝脾相利，多吃些温煦滋润的食物，以护脾胃度春寒。

惊蛰时节，湿热、气虚体质的人群要特别注意。湿热体质性格急躁易怒，在肝气升发的春季，饮食调养上应以清肝利胆，助肝气升发为主。气虚体质由于脾虚而气血化源不足，在这个春气生发过快的时节，容易肝气不足，出现神疲乏力，抑郁不快的状态，故饮食上不妨多吃些补气血的食物。

春分时节，气虚、气郁体质的人群要特别注意。春分节气，阴气犹存，阳气渐盛，气虚者容易因气不足而使阳气生发无力，因此要适当吃些升补的食物。每年 3 月下旬到 4 月，人容易被抑郁的情绪所笼罩，此时气郁体质者要学会放松身体，保持情绪的平衡。

清明时节，阴虚、血瘀体质的人群要特别注意。阴虚体质者在清明时节容易出现阳气躁动的情况，宜戒怒戒躁，保持乐观、平静的心境。饮食上宜多吃疏肝健脾、调养肝肾的食物。春季情绪不调的血淤体质者很容易因肝气郁结在体内生火，而出现头痛、烦躁、长痘等症状。此时，不要服用大量的凉茶或泻火药，否则会损伤脾胃进而影响气血运行。

谷雨时节，湿热、血瘀体质人群要特别注意。湿热体质者在春夏之交容易脾胃积热，可经常按揉鱼际和少商，可泄肺热。血瘀体质人群在谷雨时节受风、热、湿、七情的影响，容易引发神经痛等疾病。

立夏时节，痰湿、阴虚体质人群要特别注意。立夏是季节转换的重要节气，痰湿体质者要借此时机提升脾胃功能。阴虚体质者容易因肝阴不足、肝阳化火，引起心火炽盛，所以要注意滋阴。

小满时节，痰湿、气郁体质人群要特别注意。痰湿者本身湿气就重，小满时节湿热交融，更容易湿困脾土。此时阳气渐盛，风火相煽，气郁体质者易感到烦躁不安，要注意安定心神。

芒种时节，血瘀、痰湿体质人群要特别注意。血瘀体质散热不利，容易将暑热淤积体内，可以通过适当的运动加快气血运行，活血化瘀。痰湿体质者在此时要特别防范暑湿，要多吃除湿利水的食物，同时少吃寒凉食物，避免寒湿加重。

夏至时节，气虚、痰湿体质人群要特别注意。气虚者要少吃下气的食物，以免饮食与暑邪相加，严重伤气。痰湿者要注意少食用寒凉食物，以免损伤脾胃。

小暑时节，湿热体质人群要特别注意。小暑时节是一年当中湿热最重的节气之一，湿热体质的人首先要少吃寒凉性质的食物，因为寒气入体会和湿气纠结在一起加重症状，也不宜吃肥甘厚味碍脾生湿；酒精酿生湿热，也不宜饮酒。

大暑时节，阳虚、湿热体质人群要特别注意。伏天，湿热体质者感受暑湿之气，症状更加明显，此时需要多食用一些凉血祛热的时令蔬菜。三伏天是阳虚体质调理身体的大好时机，阳虚者要利用这个机会，增补阳气，缓解宿疾。

立秋时节，气虚、阳虚体质人群要特别注意。气虚多为脾气虚，暑湿又容易困脾，如果不能在此时节保护好脾胃，就容易转化为阳虚、痰湿。

处暑时节，阴虚、湿热体质人群要特别注意。阴虚体质预防秋燥的最好方法就是保证睡眠质量，避免消耗阴津。处暑节气肺气强，心肝气弱，湿热体质者可以顺势清泄肝火。

白露时节，痰湿、气郁体质人群要特别注意。脾喜燥恶湿，痰湿体质者应在此时多食性温辛润之物。白露之后，阳气渐收，气郁者最容易感受萧条之气，所以要注意平衡心态。

秋分时节，血瘀体质人群要特别注意。秋分讲究秋冻，但对于血瘀者来说，手足部位血液循环缓慢，要注意局部保暖。同时还可服用辣椒、玫瑰花、红花等刺激血瘀运行的食物。

寒露时节，气郁和特禀体质人群要特别注意。寒露时分，秋寒苍凉的气氛容易对气郁者情绪产生影响，因此可增加日照，多在室外空气清新的地方活动，调动情绪，缓解抑郁。

霜降时节，气虚体质人群要特别注意。冬天即将来临，大部分人会在此时"贴秋膘"来储存冬天的能量，但是气虚体质要注意不能随意大吃大喝，应该适当食用一些温阳、补气、养肾的食物。

立冬时节，阴虚、痰湿体质人群要特别注意。春夏养阳，秋冬养阴，阴虚体质者此时应借助自然界的阴气，养阴调体，可起到事半功倍的作用。立冬宜进补，但痰湿者往往因为寒湿困脾消化能力较弱，不能进补太过，否则反而起到反作用。

小雪时节，气郁体质人群要特别注意。小雪节气，日照时间减少，气郁体质者仍应该积极参加各种娱乐活动，以活动筋骨，调动乐观情绪。

大雪时节，阳虚体质人群要特别注意。寒冷天气，阳虚者更要注意温阳，温阳的同时也要健脾，帮助消化。晚餐时间应尽量提早，防止加重胃肠负担，胃不和则卧不安。

冬至时节，湿热、阳虚体质人群要特别注意。湿热者在冬天进补时要尽量清淡，少量多餐，既保证营养，又不能损伤脾胃。阳虚者可适当选用人参、虫草、鹿茸等补品，以多次少量为宜。

小寒、大寒时节，气虚体质人群要特别注意。天地寒气逐渐加重，人体气血趋向于内，气虚者尽量减少外出，避免伤阳。同时要注意养肾温脾，生养气血，固本培元。

参考文献

［1］杨勇，许虹. 中医节气养生与健康管理［M］. 北京：人民卫生出版社，2017.

［2］甘秀伦. 四时节气变化与人体部分生理指数动态的相关性研究［D］. 北京中医药大学，2013.

［3］张诗军. 中医养生文化与方法［M］. 广州：广东科技出版社，2017.

［4］朱向东，朱蔚，程炜宗. 中医治未病理论研究［M］. 兰州：甘肃科学技术出版社，2007.

［5］王炎龙. 中医学"因时用药"规律的文献整理研究［D］. 北京中医药大学，2010.

［6］蔡彦，陈惠军，陈创荣. 中医节气思想浅析［J］. 中医研究，2007（08）：9－11.

［7］姜青松，韩彦君，罗建，等. 二十四节气与中医学［J］. 中华中医药杂志，2019，34（04）：1653－1656.

［8］王文举. 中医养生保健素养常识［M］. 石家庄：河北科学技术出版社，2016.

［9］杜玉玲. 实用中医养生要诀［M］. 北京：中国中医药出版社，2016.

［10］李灿东. 中医教你学养生 中医药基本养生知识［M］. 北京：中国中医药出版社，2018.

［11］路锋辉. 中华养生学［M］. 西安：陕西科学技术出版社，2015.

［12］王夏菲，曹彬，姚维琪，等. 重阳气顺天时辨体质之灸法养生观［J］. 辽宁中医杂志，2014，41（12）：2582－2584.

［13］王东坡. 节气＋体质，内外兼养更健康［M］. 南京：江苏科学技术出版社，2014.

第二章　春季调摄

　　二十四节气起源于黄河流域，公元前104年，由邓平等制定的《太初历》正式明确了二十四节气的天文位置，太阳从黄经0°起，沿黄经每运行15°所经历的时日称为"一个节气"。每年运行360°，共经历24个节气，每月2个。其中，每月的第一个节气为"节气"，第二个节气为"中气"，"节气"和"中气"交替出现，各历时15天。现在人们已经把"节气"和"中气"统称为节气。春季是一年的开始，始于立春，止于立夏，共包含立春、雨水、惊蛰、春分、清明、谷雨六个节气。春季调摄应遵循以下几个原则。

一、养护阳气

　　春回大地，阳气升发，万物苏醒，天人合一，人体之阳气也顺应自然，向上向外疏发。《素问·四气调神大论》指出："春三月，此为发陈，天地俱生，万物以荣。"《吕氏春秋》也指出，春天一到，天地间呈现出"蛰虫始振""鱼徙负冰"等万物向荣的状态。人体顺应自然的变化，体内阳气也开始慢慢生发。因此，春季调摄要顺应"春令之气升发"的特点，在起居、精神、饮食等方面都应该顺应春天的阳气升发、万物始生的特点去调摄，注意顾护体内阳气，使之充沛、旺盛。春季应"至夜即卧，清早起床"。到了春天，自然界阳气升发，应早卧早起，而重点在于早起，顺应自然界阳气升发的规律以养护阳气。

二、养护肝脏

　　《素问·四气调神大论》曰："春气之应，养生之道也。逆之则伤肝，夏为寒变，奉长者少。"中医学认为"肝主春"，即人体的肝脏是与春季相应的。春天属木，而人体的五脏之中，肝为木性，故春季易使肝旺，春时少阳初生，自然界充满生机，其气通于肝。春季肝脏功能最为活跃，气候转暖，人的活动日渐增加，新陈代谢亦日趋旺盛，人体血液循环相应加快、增多。因此，春季调养好肝脏可增强人的免疫功能，提高人的体质，正所谓"正气存内，邪不可干"。此外，春天万物复苏，阳气生发，此时人体阳气也开始向外生发，身体病灶也开始活跃。春时肝气最足，肝火也易旺。如果肝气升发太过或肝气郁结，损伤肝脏，到夏季就会发生"春伤于风，夏生飧泄"的病变。春季当顺《黄帝内经》春季养阳、养升、养发之意，谨慎以和之，顺肝脏升发、调达之意，养其春阳；尤须防其升发太过，变生他疾。因此，在春季养肝得法，将带来整年的健康安寿。

三、宜去陈生新

春季宜"发陈"。唐朝王冰云："春阳上升，气潜发散，生育庶物，陈其姿态，故曰发陈也。"意思是说，春天阳气升发，万物呈现一派生机勃勃、欣欣向荣的生长之象。对应于人体，则为肝阳生发，气血流通，方能去陈生新，能源不断，功能不息。所以顺应此春气，人必须宽身，适量运动，使形体舒缓，气血顺畅，内部脏器各种机能才能运转正常，正如《黄帝内经》所说"夜卧早起，广步于庭"。但切忌运动过量，汗出过多，伤及身体阳气，有悖于"春夏养阳"之旨。

四、注意情绪波动

根据中医五行学说，肝属木，应春阳升发之令，喜条达疏泄而恶抑郁。春季养肝，关键是调摄情志，调控好人之七情（喜、怒、忧、思、悲、恐、惊）。思虑过度、忧愁不解等情志不舒，则会影响肝气的疏泄条达，使体内的气机失调，阴阳气血脏腑功能紊乱，从而导致疾病丛生。尤其是素有精神疾病、肝病、高血压等病患者，更应注重情志调节，否则极易引起旧病复发或加重。故春季须保持精神愉悦、情绪乐观，以使肝气顺达、气血调畅，起到祛病强身的作用。

五、谨防春困

春困不是病，而是一种正常的生理现象，但它能对人的日常生活、工作、学习等造成一定影响，故需设法去调节及预防。俗话常说：早睡早起精神好。坚持早睡早起有助于提高睡眠质量，使大脑得到充分的休息，从而减少春困。但睡眠时间不宜过长，一般成年人每天 8 小时，中学生 8～9 小时，小学生9～10小时。当然，也要因人而异。除此，晨起最好用冷水洗脸，使血液循环适应春季的变化。同时，还要加强锻炼，增强血液循环和呼吸功能。日常生活中，经常按摩太阳穴、晒太阳亦有助于解除春困。

第一节　立春

立春是春季的第一个节气，也是二十四节气之始。立春时节是由寒向暖过渡的时候。春季气候变化较剧烈，早晚温差大。按自然界属性，春属木，与肝相应，中医认为肝主疏泄，调节血量，调畅情志，助消化，柔筋养目，因此在立春，调摄的要点是护肝。

一、起居调养

（一）防寒保暖

初春时节阴寒未尽，阳气渐生，气候趋于暖和。此时，许多人迫不及待地脱去厚衣服，早早地换上春装，穿上单鞋，在保持双脚的温暖和干燥上掉以轻心。不经意间，很多人就会感到下肢酸胀不适，走路酸痛、沉重、乏力、关节僵直等。其原因正是由于过早地换上春装，早春的寒气与湿气悄悄地乘虚而入，侵入骨骼、关节，尤其是裸露的脚趾、踝、膝等关节。"春不减衣，秋不戴帽"，立春到来，寒气渐退，阳气始发，人体的腠理也开始疏松，春天早晚温差大，立春时节是数九寒天里的"五九"和"六九"，因此，立春前后要注意防寒保暖，就是我们经常所说的春要"捂"，如果过早脱掉厚衣服，就容易感冒着凉。

但"春捂"要会捂，一是不要捂得太过，把握好捂的尺度；二是要捂脚为主，下厚上薄，俗话说，寒从脚上起，而下肢血液循环比上身差，下身不保暖，容易受寒湿之邪的侵袭，容易导致风湿性关节病，女性还容易痛经、月经不调等。

（二）早睡早起

立春作为春季的开始，此时，自然界阳气开始升发，万物复苏、推陈出新，顺应此节气，关键是注意养护春季的"生发之气"。若不注意"生发之气"的调养，不仅会影响机体的健康，而且可能遗患以后。

立春时节乍暖还凉，多风干燥。在这个时候，要根据时令变化和自身需求，合理地调整饮食及作息，以提高身体对气候变化的适应能力。春季应"至夜即卧，清早起床"。与自然界阳气升发规律同步，人要做到早睡早起，重点在于早起。

二、饮食调摄

（一）省酸增甘

春季饮食宜省酸增甘，多吃甘味食物。酸味入肝，其性收敛，多吃不利于春天阳气的生发和肝气的疏泄，还会使本来就偏旺的肝气更旺，对脾胃造成更大伤害。甘味食物能补脾，多吃既能健脾祛湿，同时能防止肝气乘脾。《素问·藏气法时论》说："肝主春……肝苦急，急食甘以缓之……肝欲散，急食辛以散之，用辛补之，酸泻之。"立春时节，在饮食调养方面要考虑春季阳气初生，因酸味入肝，具收敛之性，不利于阳气的生发和肝气的疏泄，故不宜吃酸收之味，应吃些辛甘发散之品，有目的地选择一些柔肝养肝、疏肝理气的草药和食品。

（二）补水润燥

春季气候转暖，且风大物燥，易出现皮肤、口舌干燥和嘴唇干裂等现象，应多吃新鲜蔬菜、多汁水果以补充水分。春季为万物生发之始，阳气发越之季，应少食油腻之物，以免助阳外泄，否则肝木升发太过，则克伤脾土。

（三）常用食物

选用节令食材可因地因时制宜，如沿海地区可选用海鱼或淡水鱼类，此类食物多味甘性温，归经胃经；功能主治暖胃和中，止泻；适用于反胃吐食、脾胃虚寒泄泻；注意患疮疡疥癣者慎服。食补宜选用较清淡温和且扶助正气、补益元气的食物。如偏气虚者，可多进食一些益气健脾的食物，如米粥、山药、红薯、花生、瘦猪肉、土豆、鸡蛋、蜂蜜等。另外，需吃些低脂肪、高维生素、高矿物质的食物，如多吃荠菜、油菜、芹菜、菠菜等当季新鲜蔬菜，这对于因冬季过食膏粱厚味所致内热偏亢者，还可起到清热解毒、醒脾开胃等作用。

（四）常用中药

1. 芭蕉花

简介：本品为芭蕉科植物芭蕉的花蕾或花。

性味归经：味甘淡微辛，性凉。归肺、脾经。

功效：化痰软坚，平肝，和瘀，通经。

主治：治胸膈饱胀，脘腹痞疼，吞酸反胃，呕吐痰涎，头目昏眩，心痛怔忡，妇女经行不畅。①《日华子本草》："治心痹痛。"②《滇南本草》："暖胃，散痰，软坚。治寒痰停胃，呕吐恶心，吞酸吐酸。"③《分类草药性》："治头眩昏，气痛，散血。"④《岭南采药录》："治红白痢，能通经。"⑤《滇南本草》：芭蕉花二钱，水煎，点水酒服。忌鱼、羊、生冷、蛋、蒜。治怔忡不安。⑥《湖南药物志》：芭蕉花一朵，煮猪心食。治胃痛。⑦《贵州草药》：芭蕉花、花椒树上寄生茶各五钱，煨水服，一日二次。

用法用量：内服：煎汤，10～15克；或烧存性研末。

摘自《中药大辞典》常用药膳。

2. 百里香

简介：本品又名地椒、麝香草。为唇形科百里香属植物百里香和地椒，以全草入药。夏季枝叶茂盛时采收，拔起全株，洗净，剪去根部（可供栽培繁殖），切段，鲜用或晒干。

性味归经：味辛，性微温。

功效：祛风解表，行气止痛，止咳，降压。

主治：用于感冒、咳嗽、头痛、牙痛、消化不良、急性胃肠炎、高血压病。

用法用量：10～15克。搓绳点燃可熏杀蚊虫。

摘自《全国中草药汇编》。

3. 赤芍

简介：本品别名山芍药、草芍药。为毛茛科植物芍药或川赤芍的干燥根。春、秋二季采挖，除去根茎、须根及泥沙，晒干。呈圆柱形，稍弯曲，长5～40厘米，直径0.5～3厘米。表面棕褐色，粗糙，有纵沟及皱纹，并有须根痕及横向凸起的皮孔，有的外皮易脱落。质硬而脆，易折断，断面粉白色或粉红色，皮部窄，木部放射状纹理明显，有的有裂隙。气微香，味微苦、酸涩。

性味归经：味苦，性微寒。归肝经。

功效：清热凉血，散瘀止痛。

主治：用于温毒发斑，吐血衄血，目赤肿痛，肝郁胁痛，经闭痛经，症瘕腹痛，跌扑损伤，痈肿疮疡。

用法用量：6～12克。

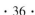

注意不宜与藜芦同用。

4. 穿心莲

简介：本品别名榄核莲、一见喜、斩舌剑、苦草、苦胆草、四方草。为爵床科植物穿心莲（圆锥须药草）的地上干燥部分。秋初茎叶茂盛时采割，晒干。茎呈方柱形，多分枝，长 50～70 厘米，节稍膨大；质脆，易折断。单叶对生，叶柄短或近无柄；叶片皱缩、易碎，完整者展开后呈披针形或卵状披针形，长 3～12 厘米，宽 2～5 厘米，先端渐尖，基部楔形下延，全缘或波状；上表面绿色，下表面灰绿色，两面光滑。气微，味极苦。

性味归经：味苦，性寒。归心、肺、大肠、膀胱经。

功效：清热解毒，凉血，消肿。

主治：用于感冒发热，咽喉肿痛，口舌生疮，顿咳劳嗽，泄泻痢疾，热淋涩痛，痈肿疮疡，毒蛇咬伤。

用法用量：6～9 克；外用适量。

备注：口服穿心莲 25～50 克时，会出现恶心，食欲不振等副作用；胃、十二指肠溃疡病患者不宜服用。

5. 豆蔻花

简介：本品为姜科植物白豆蔻或爪哇白豆蔻的干燥花。

性味归经：味辛，性温。归肺、脾、胃经。

功效：化湿行气，温中止呕。

主治：适用于寒湿气滞、脘腹胀闷、胃呆、呕吐等症。

用法用量：3～6 克，入煎剂宜后下。

摘自《全国中草药汇编》。

（五）常用药膳

1. 生姜苏叶饮

原料：生姜 3 克，红糖 15 克，紫苏叶 3 克。

制法：将生姜洗净，切成细丝，与紫苏叶一起放入瓷杯内，再加红糖，用开水冲泡，盖上盖温浸 10 分钟，趁热服用。

功效：温经、解表、散寒。

主治：风寒感冒、鼻塞、流清涕。

2. 香菇芹菜汤

原料：芹菜叶 25 克，干香菇、麦芽各 15 克，山楂、泽泻、何首乌各 5克，调味品适量。

制法：干香菇洗净泡发，山楂、泽泻、何首乌、麦芽洗净后装入纱布袋中，封好袋口，与泡好的香菇一起加水煮汤，熟透后捞出药袋，留取香菇和汁。再加入芹菜叶、适量调味品做成汤即可。

功效：益气养阴和中。

主治：头痛失眠，食欲不振，腹胀等。

3. 菊花鸡片

原料：菊花瓣少许，鸡脯肉200克，植物油、香油、水淀粉、胡椒粉、料酒、食盐、味精、白糖、葱末、姜末、蒜末各适量。

制法：菊花瓣用冷水洗净。鸡脯肉洗净，切薄片。用香油、白糖、食盐、胡椒粉、味精兑成料汁，备用。锅内倒入植物油1000克，烧至六成热，倒入鸡肉片，滑散、滑透，捞出沥油，锅内留油30克，投入葱末、姜末、蒜末，稍煸炒，倒入鸡片，烹入料酒炝锅，把兑好的料汁倒入锅内，翻炒几下，随即投入菊花瓣快速翻炒（避免菊花瓣炒煳），淋入水淀粉勾芡，即可出锅。出锅后，将剩下的菊花瓣均匀地撒在菜上。

功效：清肝明目。

主治：肝火头痛，面红、目赤肿痛，胁痛等。

三、中医调摄

立春时节调摄的另一要点，就是要防病保健。立春的中医养生功法应重意念，使神气内敛，排除杂念，不被他事分神。神内敛则"内无思想之患"而精神得养、身心欢快；精神宁静、乐观，则百脉通畅，机体自然健旺。

（一）卧位调息

用口缓缓吸气，鼻呼出，能治脘腹拘急不适，饱食后应慢慢小咽气，约数十次，以腹部有温暖感为度。向右侧卧，以鼻吸气，从口中缓慢吐出，约数十次，并用两手相摩至掌热，用热掌按摩腹部，让气从腹下排出，能健脾益胃，通行脐气。去枕头伏卧，竖立两足，用鼻吸气，鼻呼出，吸气时气尽量轻微，做到几乎连鼻都感觉不到为佳。可除心中烦热、背部疼痛。仰卧，伸直两脚两臂，用鼻深吸气，摇脚30次。可消除胸寒足冷，周身痹痛不适。仰卧，口吸气、鼻呼气数十次，并用两手按捏膀胱所对应的下腹部，至皮肤发红发紫。可除小便难、大便结、少腹胀满等。

（二）按太冲敲胆经

按摩太冲穴（位于足背侧，在第1跖骨间隙的后头凹陷处）（图2-1），可疏解情绪、缓解胸部不适感。另外，还可以多敲胆经，坐在椅子上，一条腿放在另一条腿上，从大腿外侧跟盆骨交接处的环跳穴开始，往膝盖的方向分别敲打环跳、风市、中渎、膝阳关四个穴（图 2 - 2），每敲打四下算一次，每天敲左右大腿各五十次，也就是左右各两百下。由于大腿肌肉和脂肪都很厚，因此用力稍大些，而且以每秒大约两下的节奏敲，才能有效刺激穴位，可促进肝的疏泄作用。

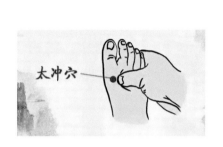

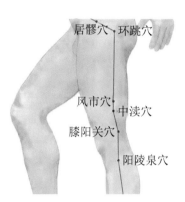

图 2 - 1　太冲穴　　　　　　　图 2 - 2　环跳、风市等穴

（三）搓前额

这是大家下意识做的动作，在疲劳时搓一搓前额，不仅面部舒服，而且会觉得眼睛明亮，神清气爽，是一种提神的好方法。其方法是将两手手掌指尖相对放在前额，从中线向两边单方向推搓，每天 30 ～ 50 下。此法可以清醒神志，延缓"抬头纹"的出现，早上醒来后操作更佳。干性皮肤的人手法不要太重，速度也不要过快，以免搓伤皮肤。

第二节　雨水

农谚有云："立春天渐暖，雨水送肥忙。"雨水时节冻土层变浅，土壤表层夜冻日化，开始返浆，有利于小麦返青，因此适合播种。

雨水是春季第二个节气，在每年公历 2 月 20 日左右，此时太阳处于黄经 330°。这时春风吹遍，冰雪消融，空气湿润，雨水增多。一年中的降水从此开始，所以叫雨水。雨水标志着少雨的冬季已过，雨量逐渐增多。另外雨水还有"雪散为水"之意。

古代将雨水分为三候："一候獭祭鱼；二候鸿雁来；三候草木萌动。"意思是说，水獭开始捕鱼了，将鱼摆在岸边，就像人先祭后食的样子；五天过后，大雁开始从南方飞回北方；再过五天，在"细无声"的春雨滋润下，草木随阳气的上腾而开始发芽生长。从此，大地万物呈现一派欣欣向荣的景象。在春季，肝脏活动比较旺盛。但肝本易克脾土，稍有不慎容易导致脾胃受损。雨水时节，随着降雨有所增多，气温降低，昼夜温差变化大，湿邪易困脾胃。同时湿邪留连，难以祛除，故雨水前后在养肝疏肝的同时也应当养护中焦脾胃，疏肝健脾，使肝脾调和。

一、起居调护

（一）避风寒

春天是风气主令，雨水时节，天气变化不定，是全年寒潮出现最多的时节之一，忽冷忽热、乍暖还寒的天气对人们的健康危害很大，因此，在起居上，我们要注意适时添减衣服，既防寒又防风。老年人与儿童抵抗力较低，易因天气变化而生病，若条件许可，可在天晴时到室外晒太阳，舒缓肢体，可预防冬末春初的一些易发病，但要避免到人多的地方。雨水时节宜"春捂"，时刻警惕倒春寒，房事活动要适度，居室环境需整洁。

（二）起居清洁

由于冬季门窗紧闭，春季居室会有不少灰尘积聚，给人们的健康带来许多负面影响。注意环境卫生对保护我们的身体健康也是非常重要的，不管室内还是室外，都要保持干净，尤其是一些不起眼的角落和阴暗死角的污垢要及时清理。可以经常喷洒一些杀虫剂，减少细菌害虫的滋生，开窗通风，保持室内空气流通。厨房、卫生间的异味要及时排除掉，以减少空气污染。另外，调节好温湿度，室内物品应根据温湿度的调配摆放。通过对居室除尘通风，从而达到减少和抑制细菌、病毒繁殖，预防疾病的目的。

二、饮食调摄

（一）补正驱邪

中医学十分重视正气在发病中的主导地位，"正气存内，邪不可干"，认为正气的强弱在发病中起着主导作用。致病邪气是无处不在的，但只要人体的正气充足，纵有邪气的存在，也是不能伤人发病的；只有在正气不足，抵抗力下降或者邪气致病能力超过正气的抗御能力时，外邪才会乘虚侵袭使人体发病，故提高人体的正气非常重要。

（二）进补勿过

冬季进补以养生的观念已经根深蒂固，其实，春季万物更新，生机勃勃，人体新陈代谢较为旺盛，久病体虚者也可趁此时服用补益药物进行调养。说起补益药物，自然首推各种参类。但参类品种繁多，功效大相径庭，需要根据实际情况有所选择，选用不当则有可能适得其反。种子食物是最适合春天的植物性食物。春季各种野菜生机勃勃，随着人们生活水平的提高，吃野菜也成为时尚之举。

（三）常用食物

雨水时节，随着降雨有所增多，空气特别潮湿，易生湿邪，而寒湿之邪最易困脾，且湿邪留连，难以去除，易伤脾胃，致脾失健运，湿邪内生，故雨水谨防湿邪，且应注意调养脾胃，少吃生冷黏杂食物，以防伤及脾胃。可食用红枣、蜂蜜、春芽、韭菜、春笋等。如雨水时节打算采用中药调养，需考虑脾胃升降生化的机能，以生发阳气之法调补脾胃，可选用决明子、白菊花、沙参、西洋参、首乌粉及补中益气汤等。

（四）常用中药

1. 海蜇

简介：本品别名海蜇皮、海蜇头。为腔肠动物门钵水母纲根口水母目海蜇科海蜇，以全体入药。白海蜇亦同供药用。分布于沿海各地。动物实验证明，海蜇注射剂能降低兔血压，并可使兔的体表（耳廓）血管及蛙的周身血管表现舒张。

性味归经：味咸，性平。归肺、肾经。

功效：化痰热，散结，降压。

主治：肺热咳嗽痰多，热病痰多神昏，中风痰涎壅盛，原发性高血压，瘰疬，丹毒。

用法用量：50～100克。

摘录《全国中草药汇编》。

2. 荸荠

简介：本品别名马蹄、乌芋、地栗、地梨、芘荠、通天草。为莎草科荸荠属植物荸荠，以球茎及地上部分入药。秋末割取地上部分，晒干；球茎可新鲜采用。

性味归经：味甘，性平。归肺、胃经。

功效：清热止渴，利湿化痰，降血压。

主治：热病伤津烦渴，咽喉肿痛，口腔炎，湿热黄疸，高血压病，小便不利，麻疹，肺热咳嗽，硅肺，痔疮出血。

用法用量：球茎 2～4 个，或适量捣汁服。

摘录《全国中草药汇编》。

3. 葱白

简介：本品别名大葱。为百合科葱属植物葱，以鳞茎或全草入药。全草四季可采，洗净鲜用；葱白（鳞茎）用时需剥去外膜，去须根及叶。

性味归经：味辛，性温。归肺、胃经。

功效：发汗解表，通阳，利尿。

主治：感冒头痛，鼻塞；外用治小便不利，痈疖肿毒。

用法用量：10～50 克；外用适量，捣烂敷脐部或患处。

4. 穿心莲

简介：本品别名榄核莲、一见喜、斩舌剑、苦草、苦胆草、四方草。为爵床科植物穿心莲（圆锥须药草）的地上干燥部分。秋初茎叶茂盛时采割，晒干。茎呈方柱形，多分枝，长 50～70 厘米，节稍膨大；质脆，易折断。单叶对生，叶柄短或近无柄；叶片皱缩、易碎，完整者展开后呈披针形或卵状披针形，长 3～12 厘米，宽 2～5 厘米，先端渐尖，基部楔形下延，全缘或波状；上表面绿色，下表面灰绿色，两面光滑。气微，味极苦。炮制除去杂质，洗净，切段，干燥。

性味归经：味苦，性寒。归心、肺、大肠、膀胱经。

功效：清热解毒，凉血，消肿。

主治：感冒发热，咽喉肿痛，口舌生疮，顿咳劳嗽，泄泻痢疾，热淋涩痛，痈肿疮疡，毒蛇咬伤。

用法用量：6～9 克；外用适量。

贮藏置干燥处。

备注：口服穿心莲 25～50 克时，可出现恶心，食欲不振等副作用；胃、十二指肠溃疡病患者不宜服用。

5. 刺鸭脚木

简介：本品别名掌叶木、七加皮、鸭脚罗伞、空壳洞。为五加科刺鸭脚木，以根、树皮、叶入药。分布于广东、广西及西南地区。

性味归经：味甘、微辛，性温。归肝、肾经。

功效：祛风除湿，活血散瘀。

主治：风湿骨痛，跌打扭伤，腰肌劳损。

用法用量：根 25～50 克，水煎服或用鲜树皮、叶适量，捣烂，用酒炒热外敷。

摘录《全国中草药汇编》。

（五）常用药膳

1. 菊楂决明饮

原料：干菊花 10 克，生山楂片、草决明各 15 克。

制法：将草决明打碎，与其余两味水煎，代茶饮。

功效：清肝祛火明目。

主治：目赤肿痛，视物干涩、眼痒等。

2. 砂仁鲫鱼汤

原料：鲜鲫鱼 150 克，砂仁 3 克，陈皮 6 克，生姜、葱、精盐适量。

做法：将鲜鲫鱼刮去鳞、鳃，剖腹去内脏，洗净，将砂仁放入鱼腹中，然后与陈皮共同放入砂锅内加适量水，用大火烧开，放入生姜、葱、精盐，煮至汤浓味香即可。

功效：醒脾，开胃，利湿。

主治：头昏、重痛如裹。食欲不振、脘腹胀满、大便溏。

3. 醋溜绿豆芽

原料：绿豆芽 500 克，葱一段，蒜 3 瓣，白糖 1 小匙，花椒 4 粒，鸡精、米醋、盐油适量。

做法：绿豆芽洗净，去掉根须，用开水焯至回软，捞出过凉，控水备用；蒜切成片；取一碗，加白糖、米醋调成糖醋汁。起锅，入少许油，放入葱段，小火煸出葱香，下花椒一起慢慢炸，制成葱椒油，将葱和花椒捞出，扔掉。下蒜片大火爆香，倒入豆芽翻炒，倒入糖醋汁，加盐、鸡精翻炒均匀即可出锅。

功效：滋阴疏肝，清热解毒。

主治：午后潮热，食欲不振、目赤肿痛等。

三、中医调摄

中医认为，春应肝，春季是肝脏机能活动的旺盛时节，肝气旺。如果春季调理不当或肝气郁结，导致肝木偏亢，不仅可能"乘脾"（即木乘土），还易于上逆犯肺。所以雨水时节调摄，也要重视对肝脏的保养，使肝脏机能正常，以适应春季气候的变化，减少疾病发生。此时的养生功法重在平衡阴阳，疏肝以调气机，以养周身。

（一）清晨梳头

清晨用钝圆头梳子梳头皮 100～200 次。因为春天是阳气升发的季节，其具有向上向外升发的特点，而人在春季的身体表现为毛孔逐渐舒展，代谢旺盛，生长迅速，顺应了自然的规律。故在春天梳头，正符合这一春季调摄的要求，有疏利气血，宣行郁滞，通达阳气的重要作用。

（二）折阴

折阴是马王堆导引术的一种。

技术要领：左脚上步右掌举，重心前移右跟提，右臂外旋落肩平，掌心向上重后移。退步两掌侧平举，翻转掌心前拢气，体前转掌斜向对，前俯转掌下拢去。屈膝蹲下手抱气，随即身体缓直立，捧气上托至腹前，翻掌下按垂两臂。右脚上步左掌举，动作相同方向异，一左一右做两遍，举落托按配呼吸。本式功法意在足厥阴肝经，经腧穴；主要用于防治肝病、妇科病、前阴病及经脉循行位置的病症，如腰痛、胸满、呃逆、遗尿、小便不利、疝气、小腹疼痛等。

（三）双手摩腹调脾胃

雨水时节湿气较重，容易困脾，出现食欲不佳、胃肠不适等。简单的摩腹动作有健脾胃、助消化的作用，可帮助改善症状，男女老少都适合。

具体方法：搓热双手，然后双掌重叠置于腹部，以脐为中心，分别用掌心沿顺、逆时针方向各揉 36 周。

建议饭后半小时、晨起或临睡前进行。

（四）搓鼻翼

春季易感冒，时常搓搓鼻翼可预防感冒。其手法是两手食指从眉头正中开始，顺着鼻梁推下来再搓上去，力量不要太大，操作次数以鼻翼微微发红为最好。此法可加快鼻部的血液循环，刺激穴位，预防感冒和鼻炎。但是注意要保持手的卫生，不然会对鼻子造成污染，或损伤皮肤。

第三节　惊蛰

惊蛰到，标志着仲春时节的开始。此时，冷暖空气交替开始频繁，冷空气尚显余威，有时还会长驱直入；暖空气与时俱进，势力渐强。南方阴雨开始增多，北方干燥多风。故惊蛰期间的天气特点是初春乍暖还寒，气温忽高忽低。蛰为藏的意思。"惊蛰"的意思是天气回暖，春雷始鸣，惊醒蛰伏于地下冬眠的昆虫。从中医看来，惊蛰时节，人体的肝阳之气渐升，阴血相对不足。所以，惊蛰节气的调摄，既要顺乎阳气升发，又得养肝血、补肾阴以平衡阴阳。

一、起居调护

（一）夜卧早起

俗话说"春困秋乏夏打盹"。进入惊蛰以后，随着天气回暖，人们时常会感到困倦无力、昏昏欲睡，这也就是民间所说的"春困"。究其原因，是因为人体的皮肤在冬天里受到寒冷刺激，毛细血管收缩，汗腺和毛孔闭合。随着惊蛰气温逐渐升高，人体皮肤闭合的毛孔、汗腺及收缩的毛细血管也逐渐舒张，此时汗腺分泌增多，需要的血液供应也增多，能量消耗大。但人体内血液的总量是相对稳定的，供应外周的血液增多了，供应给大脑的血液就会相对减少，加之温暖气温的良性刺激，使大脑受到某种抑制，人们就会出现"春困"现象。

要克服"春困"，最好的办法就是顺应人体的自然变化规律，顺应春天阳气生发、万物萌生的特点，使精神、情志、气血亦如春天的自然阳气，舒展畅达，生机勃发。此时可以稍晚静心安寝，但最好不超过 24 时，清晨日出，早早起来，让气慢慢地生发。在保证睡眠时间的同时，还要注意保持居室空气的流通，以增加氧气含量，加快二氧化碳等气体的排出，这对克服"春困"也能起到一定的作用。

（二）房事有度

春季惊蛰时节，阳气生发，万物复苏之象尤其，而随之而来的，人的情欲也开始焕发。当此之时，房事调摄尤为重要。春季房事调摄，要做到合时有度。所谓合时，是指房事要顺应春季阳气生发的时令特点，合乎自然和人体阴阳之气的运动规律。所谓有度，是指春季房事应有节制，不可纵欲无度。如《养性延命录》说："春，三日一施精；夏及秋，一月再施精；冬常闭精勿施。"

二、饮食调摄

（一）少食辛辣

惊蛰时节可多吃清淡食物，如芝麻、糯米、蔬菜、蜂蜜、乳品、鱼、豆腐、甘蔗等。可食用银耳、海参、蟹肉、龟肉、雄鸭、冬虫夏草等，燥热辛辣之物应少吃。痰湿之人多形体肥胖，应该多吃健脾利湿之品，少食辛辣油腻之物，避免损伤中焦脾胃，且应长期坚持慢跑、散步、球类、舞蹈等活动，活动量应逐渐增强，让松弛的皮肤逐渐转结实、致密。

（二）天人相应

人处在天地之间，生活于自然环境之中。作为自然界的一部分，人和自然具有相通相应的关系，遵循同样的运动变化规律。早在两千年前，古代医家就认识到饮食对机体的生理和病理方面的影响。《素问·宣明五气篇》所载的"五味所入"和《素问·阴阳应象大论》所指出的"五味所生"等皆说明作为自然界产物的"味"对机体脏腑的特定联系和选择作用。故春季宜适量摄取五味中属"酸"的食物。

（三）常用食物

惊蛰节气要进行合理的饮食调养。在惊蛰节气中根据自然物候现象、自身体质差异，应采取不同的养生方法。阳气不足的人应多食壮阳食品，如鸡肉、狗肉、羊肉、鹿肉等。根据"春夏养阳"的原则，配合天地旺阳之时，以壮人体阳气之功。阴虚体质的人在惊蛰时节可多吃清淡食物，如糯米、乳品、芝麻、豆腐、蔬菜、鱼、甘蔗等。

（四）常用中药

1. 灯心草

简介：本品别名秧草、水灯心、野席草、龙须草、灯草、水葱。本品为灯心草科植物灯心草的干燥茎髓。夏末至秋季割取茎，晒干，取出茎髓，理直，扎成小把。本品呈细圆柱形，长达90厘米，直径0.1～0.3厘米。表面白色或淡黄白色，有细纵纹。体轻，质软，略有弹性，易拉断，断面白色。无臭，无味。

性味归经：味甘、淡，性微寒。归心、肺、小肠经。

功效：清心火，利小便。

主治：心烦失眠，尿少涩痛，口舌生疮。

用法用量：1～3克。

摘录《中国药典》。

2. 蚌肉

简介：本品为蚌科动物背角无齿蚌或褶纹冠蚌、三角帆蚌等蚌类的肉。全年均可捕捉。分布长江流域及河北地区。褶纹冠蚌含钙3.39%（以干品计算，下同）。各部分含钙率不同，例如内鳃板含钙10.90%，外鳃板8.42%，此是含钙特多的部位；壳肌1.24%，脚1.07%，此是含钙较低的部位。因此鳃板或是蚌的储钙处所。

性味归经：味甘咸，性寒。①《食疗本草》："大寒。"②《日华子本草》："冷，无毒。"③《本草纲目》："甘咸，冷，无毒。"入肝、肾二经。

功效：清热，滋阴，明目，解毒。

主治：烦热，消渴，血崩，带下，痔瘘，目赤，湿疹。

3. 鲳鱼

简介：本品别名鲴鱼（《临海异物志》），白昌（《中国动物图谱·鱼类》），为鲳科动物银鲳的肉。原形态体短而高，极侧扁，略呈菱形。体长约20厘米。头较小，侧扁而高。栖于近海中下层。以小鱼、硅藻等为食。产卵期5～6月。分布于我国沿海，以南海和东海为多，黄、渤海较少。

性味：味甘，性平，无毒。

功效：补胃，益血，充精。

主治：神疲乏力，食欲不振，腹部胀满。

摘录《中药大辞典》。

4. 金缕梅

简介：本品别名木里香、牛踏果（《新华本草纲要》）。为金缕梅科植物金缕梅的根。秋季采挖，洗净，晒干。原形态为金缕梅落叶灌木或小乔木，高达8米；小枝幼时有星状毛。常生于山坡杂木林、灌丛中或溪谷边及林缘。分布于四川、安徽、浙江、江西、湖北、湖南、广西等地。

性味归经：味甘，性平。归脾经。

功效：益气。

主治：劳伤乏力。

用法用量：内服，煎汤，15～30 克；鲜品 60～90 克。

注意服药时忌酸、辣、芥菜、萝卜等。

摘录《中华本草》。

5. 蒺藜

简介：本品别名刺蒺藜、白蒺藜、硬蒺藜。为蒺藜科植物蒺藜的干燥成熟果实。秋季果实成熟时采割植株，晒干，打下果实，除去杂质。本品由 5 个分果瓣组成，呈放射状排列，直径 7～12 毫米。常裂为单一的分果瓣，分果瓣呈斧状，长 3～6 毫米；背部黄绿色，隆起，有纵棱及多数小刺，并有对称的长刺和短刺各 1 对，两侧面粗糙，有网纹，灰白色。质坚硬。无臭，味苦、辛。

性味归经：味辛、苦，性微温；有小毒。归肝经。

功效：平肝解郁，活血祛风，明目，止痒。

主治：头痛眩晕，胸胁胀痛，乳闭乳痈，目赤翳障，风疹瘙痒。

用法用量：6～9 克。

摘录《中国药典》。

（六）常用药膳

1. 菠菜肝片

原料：鲜猪肝 250 克，水发黑木耳 25 克，菠菜叶 50 克，绍酒 10 毫升，醋 5 毫升，盐、湿淀粉、酱油各适量，葱丝、蒜片、姜粒各 15 克，汤 50 毫升，油适量。

做法：先将猪肝剔去筋，洗净切片，猪肝片加入适量湿淀粉和少许盐搅拌均匀。另把酱油、绍酒、盐、醋、湿淀粉和汤兑成芡汁备用。锅置武火上烧热，加入油烧至八成熟，放入肝片滑透用漏勺沥去油。锅内留油适量，下入蒜片、姜粒，稍后下肝片，同时将菠菜、木耳入锅翻炒几下倒入芡汁，炒匀下葱起锅即成。

功效：养肝健脾。

主治：头晕眼花、食欲不振，胁肋闷胀不舒等。

2. 木耳肉片汤

原料：干黑木耳 25 克，瘦猪肉 200 克，淀粉适量，韭黄少许，盐、姜、葱、味精等调味品各适量。

做法：将木耳用温水泡开，瘦猪肉切成薄片，用淀粉、盐、姜等腌一会儿。韭黄切成小段待用。木耳置油锅上爆炒后加水煮，煮开后加腌好的肉片和切好的韭黄，再煮开后加入适量葱花、盐、味精等即可。

功效：益气养胃，滋阴生津，润肺止血，补脑强心。

主治：面色苍白，记忆力减退，消化不良，行动无力等。

3. 四味粥

原料：山楂、荷叶、薏米各 50 克，葱白 30 克。

制法：将以上 4 味共煮粥食。

功效：补气健脾利湿。

主治：脾虚泄泻，不欲饮水等。

三、中医调摄

（一）握固

二十四节气导引术——惊蛰握固炼气式。

握固是传统养生术中常用的一种手印（手势）。拇指内屈轻抵无名指根，其余四指捻定大指，是为握固。这个手印具有肝肺并练、调和气血、降龙伏虎、安魂固魄的功效。炼气是导引养生、内功修持重要的锻炼方式之一。在本导引术中配合了逆腹式呼吸的方法，这种呼吸属于典型的炼气方法，有利于心肾相交，水火既济。

（二）缩唇呼气

直立，两手叉腰，先吸气，然后缩唇，慢慢呼气，直到吐完为止，再深深吸一口气，反复数次至十余次。这样能延长氧气在肺泡内时间，促进氧气与二氧化碳交换，慢慢吐气减少残余气体在肺泡内存在，这对慢性支气管炎和肺气肿病人有非常重要的保健作用。

（三）体脑交替运动

要求人们一方面进行体力锻炼，如游泳、跑步、爬山、适当劳动等，另一方面要进行脑力锻炼，就是每天抽出一定时间下各种棋、背诵诗词、书写、写作，用用脑子。这样不仅可以增强体力，而且还可使脑力经久不衰。

（四）穴位按摩

惊蛰时节，人们容易犯困、疲倦、无精打采、头昏欲睡，可以用拇指按揉太阳穴、风池穴（图 2-3）、内关穴（图 2-4）、足三里穴。每日早晚按压一次，每次 3～5 分钟。适当的头部按摩也能起到很好的醒脑作用。将手指合拢，指尖轻轻按在太阳穴上，以顺时针方向转 6 次，再以逆时针方向转 6 次。十指梳发、四指像弹钢琴一样弹打后脑勺、双手按摩枕部或额头，也有良好的效果。穴位按摩舒筋活血，调整睡眠，可增强抵御春困的能力。

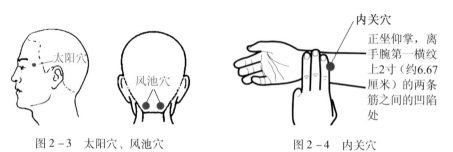

内关穴
正坐仰掌，离手腕第一横纹上2寸（约6.67厘米）的两条筋之间的凹陷处

图 2 - 3　太阳穴、风池穴　　　　　图 2 - 4　内关穴

第四节　春分

每年公历 3 月 20 日或 21 日，太阳到达黄经 0°，太阳的位置在赤道的上方，这天昼夜长短平均，正当春季九十日之半，故称春分。中医学认为，春分时节，春天已经过去了一半，至此，人体的生发机能已经相当旺盛了。"春分者，阴阳相半也。故昼夜均而寒暑平"，春分对应天时，是阴阳平衡的时期，此时，平衡人体阴阳最重要，养生调理遵循"以平为期"的原则。

春分节气的三候为："一候玄鸟至；二候雷乃发声；三候始电。"意思是说春分日后，燕子便从南方飞回来，下雨时天空便要打雷并发出闪电。春分节气是草木生长萌芽期，人体血液和激素都处于相对较高的水平，而且春分节气人体阴阳平衡。此时要保持轻松愉快、乐观向上的状态，有目的地进行调养。

一、起居调护

（一）多晒太阳，重养阳

春分时节重养阳，晒晒太阳好处多。在起居方面，虽然春分天气日渐暖和，但天气变化较大，不时会有寒流侵袭，雨水较多，甚至阴雨连绵，日夜温差较大。此时，要注意添减衣被，"勿极寒，勿太热"，穿衣可以下厚上薄，注意下肢及脚部保暖，最好能够微微出汗，以散去冬天潜伏的寒邪。尤其是老年人及小孩，抵抗力差，更应注意适时添减衣被，可以多晒太阳，以祛散寒邪。

（二）应时而动

春分是一个阴阳平分的节气，此时运动调养注重"和"，可以在阳光明媚的时候，在花园、林荫道、庭院里做八段锦、太极拳等，不适合做剧烈运动，运动后宜饮温开水，使气血和畅，忌饮冷水。

二、饮食调摄

（一）寒热得宜

饮食调养应该根据自己的实际情况，选择能够保持机体功能协调平衡的膳食，"热者寒之，寒者热之"，通过搭配寒热之品以平衡膳食，如在烹调虾、鱼、蟹等寒性食物时，其必佐以姜、葱、酒、醋类温性调料，以防止菜肴性寒偏凉，食后损脾胃运化功能而引起脘腹不舒；又如在食用大蒜、韭菜、木瓜等助阳类菜肴时常配以蛋类滋阴之品，以达到阴阳互补之目的。

（二）戒酸增辛

春分与惊蛰同属仲春，此时肝气旺，肾气微，酸味入肝，肝气旺，易克脾土，而且进入春分节气后，雨水较多，易生湿，因此饮食方面要助肾补肝、戒酸增辛，同时也要注意健运脾胃，健脾祛湿。"辛甘发散为阳"，辛味的中药或者食物，往往偏热性，加上甘甜的滋养，吃了能鼓动人的阳气，却不耗伤正气，所以能让人神清气爽。

（三）常用食物

春分宜食用辛、甘温之物。主食选择热量高的食物，并要多摄取蛋白质，宜清淡可口。推荐食物有胡萝卜、卷心菜、油菜、菜花、西红柿、小白菜、柿子椒、韭菜等新鲜蔬菜，柠檬、柑橘、苹果等水果，核桃、芝麻、莲子等干果，豆浆等饮料；还可多吃葱、姜、枸杞子、山药、土豆、椰菜、鸡肉、鲤鱼、鲫鱼等，同时也可结合药膳进行调理。

（四）常用中药

1. 菊花叶

简介：本品别名容成（《金匮玉函方》）。为菊科植物菊的叶。

性味：味辛甘，性平。

功效：清肺，平肝胆，明目。

主治：疔疮，痈疽，头风，目眩。

2. 败火草

简介：本品别名小黄馨、常春小黄馨、火炮子。药材基源为木樨科植物矮探春的叶。夏、秋季采收，鲜用或晒干。原形态为灌木或小乔木，三出复叶或羽状复叶。小叶片多卷曲皱缩，展平后呈卵形或椭圆形，长 1.5～2.5 厘米，宽 0.5～1 厘米，叶缘及中脉有柔毛。质脆易碎。气微香，味淡。生于海拔 1100～3500 米的疏、密林中。分布于四川、贵州、云南、西藏。

性味归经：味苦、甘；性微涩；性凉。归肝、肾经。

功效：清热解毒。

主治：烧烫伤；热毒疮疡。

用法用量：外用，适量，研末菜油调敷。

摘自《中华本草》。

3. 芭蕉叶

简介：本品为芭蕉科植物芭蕉的叶片，全年可采。

性味归经：味甘淡，性寒。入心、肝二经。

功效：清热，利尿，解毒。

主治：热病，中暑，脚气，痈肿热毒，烫伤。

用法用量：内服，煎汤；外用，捣敷或研末调敷。

摘自《中药大辞典》。

4. 赤小豆

简介：本品别名赤豆、红小豆。为豆科植物赤小豆的干燥成熟种子。秋季果实成熟而未开裂时拔取全株，晒干，打下种子，除去杂质，再晒干。

性味归经：味甘、酸，性平。归心、小肠经。

功效：利水消肿，解毒排脓。

主治：水肿胀满，脚气肢肿，黄疸尿赤，风湿热痹，痈肿疮毒，肠痈腹痛。

用法用量：9～30 克。用于水肿胀满、脚气浮肿等症，可单味煎服，或与猪苓、泽泻、茯苓皮等药配伍同用。用于湿热黄疸轻症，可与麻黄、连翘、桑白皮等同用。用于疮疡肿毒之症，可配赤芍、连翘等煎汁内服，亦可配芙蓉叶、陈小粉，研末外敷。

（五）常用药膳

1. 淮山茯苓粥

原料：淮山 20 克，茯苓 15 克，粳米 200 克，大枣（去核）6 枚。

做法：把材料洗干净，一同放入锅中，加适量清水，大火煮开后改小火煮至粥熟米烂，调味即可。此为 2～3 人分量。

功效：健脾、养胃、祛湿。

主治：脾虚泄泻，大便稀溏，食欲不振。

2. 猪肚白术汤

原料：猪肚 1 具，白术 60 克，煨姜 45 克，胡椒 15 克，精盐适量。

做法：将猪肚洗净，去油脂，放入沸水中焯后去水，晾干水后备用。将白术、煨姜、胡椒放入猪肚内缝合猪肚，猪肚外以针刺小孔，放入清水，大火煮沸，小火煮 2 小时，放入精盐调味。捞出猪肚、切块，喝汤吃猪肚。

功效：温中散寒，补脾益气。

主治：面色㿠白，神疲乏力，大便不成形或泻下未消化谷物等。

3. 桑叶杞茶

原料：桑叶 5 克、枸杞 3 克、菊花 3 克、决明子 3 克、绿茶 3 克。

用法：将原料用 250 毫升开水冲泡后饮用，冲饮至味淡。

功能：疏散风热，清利头目。

主治：风热头目眩晕。

4. 苦瓜葛根饮

原料：苦瓜、葛根各 200 克。

制法：苦瓜洗净，切片，与葛根一起水煮，取汁服食。

用法：每日 1 剂，连服 2～3 日。

功效：辛凉解表。

主治：外感风热型感冒、咽喉肿痛。

三、中医调摄

春分时节，严寒基本上已过去，但冷暖不定，春分前后，要防止受凉。此时风多、风大，易感冒流涕，要多到户外锻炼身体，增强免疫力。另外，各种病邪容易滋生，很容易出现感冒流涕、高血压、月经失调、过敏性疾病等，甚至一些旧疾会复发。因此，要加强锻炼身体，增强免疫力。

（一）搓胸胁

这个喜欢看电视的人体会最多了，里面的人生气时，总是会用手抚摸自己胸的中间，从上到下，其实这就是搓胸胁。将两手手掌轻按于胸骨和两侧胁肋，做环转的搓摩活动，每个部位每次 50 下，每天可以多做几次。此法可以增强心肺功能，还可以舒缓情志，调畅情绪。

（二）春分二月中坐功

春分二月中坐功——排山推掌式。

动作要领：（1）盘腿打坐或端坐在凳子上，也可自然站立、两脚分开约与肩同宽，双手自然位于体侧，两臂由体侧摆起。（2）双手向前划弧捧于腹前，两手缓缓上托至胸前。（3）手肘下落位于两肋旁（落肘夹肋），双手掌心相对。（4）两臂平行，肩部、胸腔向后打开（展肩扩胸），由小指开始向前推掌；推至中间时向左侧转头，十指尽量向远伸展自然分开，掌根向前用力，手指往回勾；保持 3 秒钟。（5）头转正，两肩放松，两臂收回，掌心相对，再次推掌，头转向右侧（要领同上）；收回两臂，同时抬肘，双掌心向下按至腹前约与肚脐同高。（6）两臂由体侧摆起，还原下落，双手放回体侧。本法主要治疗胸部肩背经络虚劳邪毒、项痛颈肿、寒栗热肿、耳聋耳鸣、肩臂痛、皮肤肿胀瘙作等。

（三）浴手

浴手是保健按摩中的一种。取习惯体位，排除杂念，心静神凝，耳不旁听，目不远视，意守肚脐，两手合掌由慢到快搓热。手部穴位密布，通达人体的各个部分，当人体有病时，通常都会显示在手上。经常浴手可补肾壮腰、养身延年。

第五节　清明

清明是一年中的第五个节气，立春之后，体内肝气随着春日渐深而愈盛，在清明之际达到最旺。此时养生贵在与自然同气相求，顺应人体阳气升发的规律，就如《黄帝内经》曰："夜卧早起，广步于庭，被发缓形"，即要做到早睡早起，穿着宽松，增加户外活动，拥抱大自然，顺应阳气升发。人体肝属于木，木性生长、升发、条达、舒畅，肝主疏泄，与胆互为表里，具有调畅气机的作用，气为血之帅，气行则血行，气滞则血瘀。李东垣在《脾胃论》里指出：胆气春升，则余脏从之。意思是说胆气能带动其他脏腑阳气的生发，胆气生发有力，则整个身体阳气生发就有力。因此，疏利肝胆，调畅气机，行气活血，有助于人体阳气升发，与大地清气上升相顺应。

一、起居调护

（一）动静结合

在起居方面，要早睡早起、平心静气以养肝，可选择静中有动的运动，运动时不宜出汗过多，以免阳气外泄，亦可参加踏青、荡秋千、插柳等一系列民俗体育活动，以疏通冬日的气血积滞，让精神压力得以缓解，使心胸开阔，心情愉悦，增强人体正气，提高人体对疾病的抵抗力；这时气温虽然开始转暖，但早晚温差较大，早出晚归者要注意增减衣服，避免着凉感冒。过敏体质的人在这个季节要注意避免与过敏原接触，防止发生过敏性鼻炎、过敏性哮喘等。

（二）保暖防湿

清明节气正是植物繁茂秀美、阳炽阴伏的时候，此时应该早卧早起，以养脏气。同时，由于降水增多，湿气较重，容易感染湿邪，因此要注意防潮，不可久处湿地。尤其是老年人，易出现关节疼痛等，更要做好保暖防湿的保健工作。

二、饮食调摄

（一）减酸增辛

在饮食方面，清明节又称"寒食节"，有些地方还保留着清明禁火吃冷食的习惯。不过，在清明时节凡是耗损或阻碍阳气的情况都应该避免。由于清明时肾气渐弱，心气渐起，木气正旺（肝属木），气候多雨阴湿、乍暖还寒，因此饮食宜温，减酸增辛，补精益气，多吃些蔬菜水果，尤其是韭菜等时令蔬菜。另外，清明节气中不宜食用"发"的食物，可多吃些护肝养肺的食品。同时，也可以结合食疗药膳进行调理。

（二）顺应体质

食物与药物同用，除因食药同源外，主要基于食物与药物的应用由同一理论指导，即食药同理。中医认为，机体衰弱失健或疾病的发生发展过程，就意味着阴阳的互相消长，出现阴阳失调，如阴阳的偏盛、偏衰等。如何调整这种阴阳失调，张景岳说："欲救其偏，则惟气味之偏者能之。"食物与药物一样，皆属气味之偏者。清明天气阴凉，易造成阴阳失调，应补肾、调节阴阳虚亢。

（三）常用食物

清明宜食具有柔肝养肺作用的时令蔬菜水果，如白菜、芋头、萝卜、莲藕、黑木耳、黑米、黑芝麻、紫菜、淡菜、黄瓜等；荠菜益肝，山药润肺，菠菜补血，这些可多吃。宜适当食用一些性味清凉的水果，如枇杷、山竹等。血压偏高的人宜食含钾、钙丰富而含钠低的食物，如海带、土豆、酸牛奶、茄子、莴笋、牛奶、虾皮等。

（四）常用中药

1. 赤芍

简介：本品别名山芍药、草芍药。为毛茛科植物芍药或川赤芍的干燥根。春、秋二季采挖，除去根茎、须根及泥沙，晒干。呈圆柱形，稍弯曲，长5～40厘米，直径0.5～3厘米。表面棕褐色，粗糙，有纵沟及皱纹，并有须根痕及横向凸起的皮孔，有的外皮易脱落。质硬而脆，易折断，断面粉白色或粉红色，皮部窄，木部放射状纹理明显，有的有裂隙。

性味归经：味苦，性微寒。归肝经。

功效：清热凉血，散瘀止痛。

主治：温毒发斑，吐血衄血，目赤肿痛，肝郁胁痛，经闭痛经，症瘕腹痛，跌扑损伤，痈肿疮疡。

用法用量：6～12克。

注意不宜与藜芦同用。

2. 豉汁

简介：本品为淡豆豉加入椒、姜、盐等的加工制成品。"用好豉三斗。清麻油熬令烟断，以一升拌豉，蒸过摊冷晒干，拌再蒸，凡二遍。以白盐一斗捣和，以汤淋汁三、四斗，入净釜，下椒、姜、葱、橘丝同煎，三分减一，贮于不津器中，香美绝胜"。

性味归经：味苦、辛，性凉。归肺胃经。

功效：解表除烦，宣郁解毒。

主治：头痛、发热、烦躁不安及胸胁满闷等。

用法用量：6～12 克。

3. 蚕豆

简介：豆科蚕豆，以花、果实、豆荚、叶、梗入药。全国各地均有栽培。

（1）蚕豆花

功能：凉血止血、止带降压。

主治：咯血，吐血，便血，白带，高血压病。

用量：25～50 克。

（2）蚕豆

功能：健脾利湿。

主治：脚气水肿。

用量：100～150 克。

4. 莼菜

简介：本品别名莼。为莼菜科莼菜，以全草入药。分布于江苏、浙江。

性味归经：味甘，性寒。归肺、胃经。

功效：清热解毒，止呕。

主治：泻痢，胃痛，呕吐，反胃，痈疽疔肿，热疖。

用法用量：鲜品煮食或捣烂吞服，外用鲜品捣烂敷患处。

摘自《全国中草药汇编》。

5. 春砂花

简介：本品别名砂仁花（《中国医学大辞典》）。为姜科植物阳春砂的花朵及花序梗。干燥的花朵及花序梗全身呈淡紫色，花朵细软而小；花序梗长 20～30 厘米，有节；切段者长 2 厘米。稍有香气。

性味归经：味辛，性平。归肺、胃经。

功效：①《中国医学大辞典》："利肺快膈，调中和胃。"②《饮片新参》："宽胸理气，化痰，治喘咳。"

主治：咳嗽咳痰，气促，胃胀、胃痛，食欲不振等。

用法用量：内服，煎汤，2.5～5 克；或入丸、散。

（五）常用药膳

1. 玄参炖猪肝

原料：鲜猪肝 500 克，玄参 15 克，生姜、酱油、白砂糖、料酒、湿淀粉各适量。

做法：猪肝洗净，与玄参、生姜同时放入锅内，加水适量，小火炖煮约 1

小时后，捞出猪肝，切成小片备用，油入锅内烧热后，加入酱油、料酒、白砂糖，兑加原汤适量，以湿淀粉收取透明汤汁，倒入猪肝片中，搅拌均匀即成。

功效：滋阴，养血，明目。

主治：皮肤干燥、脱屑，午后潮热汗出，夜间盗汗，视物不清等。

2. 口蘑炒白菜

原料：干口蘑 3 克，白菜 250 克，酱油、精盐、白砂糖、植物油适量。

做法：白菜洗净切成 3 厘米段，口蘑温水泡发。油入锅内烧热后，将白菜入锅炒至七成熟，再将口蘑、酱油、精盐、白砂糖入锅，炒熟即成。

功效：清热除烦，益胃气。

主治：高血压、冠心病、牙龈出血。

3. 川芎鸡蛋

原料：川芎 6 克，鸡蛋 2 个，大葱 5 根。

制法：川芎、大葱、鸡蛋带壳同入锅中，加水煮，鸡蛋熟后剥皮，放回锅中继续煮片刻。

用法：吃蛋饮汤。每日分 2 次服用，连服数日。

主治：外感风寒引起的头痛。

4. 荷叶饮

原料：鲜荷叶 100 克，鲜藕节 200 克，蜂蜜适量。

制法：把藕节切碎后与荷叶一起放入砂罐中，调入蜂蜜用擀面杖捣烂，再用水煎 1 小时制成汤汁。

用法：温水服用，每日 2～3 次。

功效：清热、凉血、止血。

主治：季节变化导致鼻血、牙龈出血、口舌干燥、咽痒等。

5. 山楂扁豆韭菜汤

原料：白扁豆 40 克，山楂、韭菜各 60 克，红糖适量。

制法：先将山楂、白扁豆加水煮熟，再加入韭菜、红糖稍煮即可。

功效：补脾止泻、化湿和中。

主治：赤白带下、脾虚呕逆、季节性呕吐、腹泻等。

三、中医调摄

（一）二十四节气导引术——开弓射箭式

清明时节，气候渐温，天清地明，风和时暖。草木茂盛，春意浓浓。正如古人所说："万物生长"。此时，皆清洁而明净，故谓之清明；清明养生之开弓射箭式，其动作刚柔相济，左右对称，上下兼顾，屈伸、消耸、松紧、转侧等动作环环相扣，势势相连，借此以引导、促进体内气血循经运行，使气血畅旺，从而达到调肝养肺、疏肝利胆的目的。

（二）太极拳

太极拳以意领气，以气运身，内气发于丹田，通过旋腰转脊的动作带动全身，气经任、督、带、冲诸经脉，上行于肩、臂、肘、腕，下行于胯、膝、踝，以至于周流全身，后复归于丹田，故周身肌肉、筋骨、关节、四肢百骸均得到锻炼。具有疏通脉络、活动筋骨、行气活血的功效。

（三）点按劳宫穴

清明节气，可选用劳宫穴（图2-5）进行按揉。

定位：在手掌心，第二、三掌骨之间偏于第三掌骨，握拳屈指时中指间处。

取穴方法：握拳屈指；中指尖所指掌心处，在第二掌横纹稍下方，偏于第三掌骨侧处，按压有酸胀感，即是本穴。

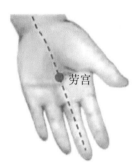

图2-5 劳宫穴

操作方法：用拇指指腹按压或牙签圆头（注意不是尖的一头）点按该穴位3～5分钟，注意按压力度以有酸胀痛感为佳，循序而进。

（四）按揉肠道

肠胃不好是件常见的事，搓肚子可改善此症状。即将手掌轻放于胃脘部，做顺时针或者逆时针的推摩。此法顺时针操作可以促进排便，逆时针操作可以止泻。另外睡前做一做可以安神定志，促进睡眠。

第六节　谷雨

谷雨是一年中的第六个节气，谷雨源自古人"雨生百谷"之说，此时天气温和，雨水明显增多，气温回升加快，有利于谷类农作物的生长。谷雨前后，脾胃之气逐渐旺盛起来，使胃消化吸收功能变好，此时正是补养身体的大好时机。谷雨后空气中湿度渐增，加上夏季来临前的升温，空气中的湿度逐渐加大，湿邪会在不经意间侵入身体肌肉关节，阻滞经络，使气血运行不通畅，出现肩颈痛、关节疼痛等，湿阻中焦，内外合邪，脾失健运，易致脘腹胀满、不欲饮食等。因此，谷雨前后补益应注意祛湿和健脾化湿。

一、起居调护

（一）及时添减衣物

谷雨时节，气候转暖，但是气温变化仍很大，尤其是白日与夜晚温差相当大，因此早晚寒凉的时候要适时增减衣物，避免受凉感冒，尤其是抵抗力较弱的老人与小孩。谷雨时节自然界阳气骤升，冬天蓄积体内的阳气随着春暖转为向上外发，若藏阳气过多，会化成热邪外攻，易引动人体内蓄积的内热而生肝火，火旺而动血，继而诱发春日常见的鼻腔、呼吸道、牙龈、皮肤等出血，以及头痛眩晕、目赤等疾患，这就是所谓春季上火，即"春火"。抑制"春火"应该春捂有度，15℃是春捂的临界点，超过15℃就不要再捂了，要适量减衣，脱掉棉衣，再捂下去就易诱发"春火"产生。

（二）保持心情舒畅

此节气中，肝肾处于衰弱状态，而自然界阳气生长明显，易动肝炎，出现情绪波动，此时，要加强对肝肾的保养，要重视精神方面的调养，控制自己的情绪，应戒暴怒，忌情怀忧郁，要做到心胸开阔，保持恬静的心态，听音乐、钓鱼、春游、打太极拳、散步等都可以陶冶性情，使人心胸宽广、心情愉悦，切忌遇事忧愁焦虑，以防肝火萌动，注意劳逸结合，尽量减少外部的精神刺激。

二、饮食调摄

（一）补血益气

《素问》曰："毒药攻邪，五谷为养，五果为助，五畜为益、五菜为充，气味合而服之，以补益精气。"因此，研究谷雨时节食物的种类和饮食的方法对延年益寿极有意义。此节气中脾的功能处于相对旺盛时期，脾强则会促进胃强，从而使消化功能旺盛，故此时正是身体受补的大好时机，可适当食用一些补益气血的食物，如黑豆、红枣、发菜、菠菜、红豆、莲子、红糖、黄豆、栗子、胡萝卜等，这样不但可以提高身体素质，还能为安度盛夏打下基础。

（二）养肝清肝

谷雨之后，春季将尽，夏季将至。按照中医"春养肝"的观点，此时的饮食要点重在养肝清肝。在众多蔬菜之中，最适宜养肝的是菠菜。菠菜性甘凉，有利五脏、补血止血、通血脉、滋阴平肝的功效，对春季里因肝阴不足引起的高血压、头痛目眩和贫血等，有较好治疗作用。谷雨之后，温度升高，稍显燥热，可适当多吃一些滋阴的寒凉性食物，比如苹果、西瓜、香蕉、柿子、甘蔗、梨、桑葚等，或是苦瓜、西红柿、马齿苋、黄瓜、海藻、芹菜、海带、螃蟹等。但食用凉性食物并不等于吃很多冷饮。过量吃冷饮，反而刺激胃肠道功能，使脾胃运化功能下降，对身体不利。

（三）常用食物

谷雨宜食薏仁、白扁豆、红豆、山药、芡实、荷叶、冬瓜、白萝卜、藕、竹笋、海带、鲫鱼等；宜用枸杞子、怀菊花、玫瑰花等冲泡茶饮，以防止体内积热，可补肾健脾。谷雨时节，人体的脾胃运化功能强，处于旺盛时期，可适当进食平性补益之品，多吃时令蔬菜，如香椿、菠菜、黄豆芽、韭菜等；慎食酸性、辛辣刺激的食物，如狗肉、洋葱、胡椒等，以防邪热化火伤及肝肾。

（四）常用中药

1. 豆蔻花

简介：本品为姜科植物白豆蔻或爪哇白豆蔻的干燥花。

性味归经：味辛，性温。归肺、脾、胃经。

功效：化湿行气，温中止呕。

主治：寒湿气滞、脘腹胀闷、胃呆、呕吐等症。

用法用量：3～6克，入煎剂宜后下。

2. 淡菜

简介：本品别名厚壳贻贝（壳菜）、贻贝（壳菜紫贻贝）、翡翠贻贝、扁顶蛤、菲律宾偏顶蛤。来源于软体动物门瓣鳃纲贻贝科厚壳贻贝、翡翠贻贝、扁顶蛤、菲律宾偏顶蛤，以肉入药。分布于浙江、福建、广东。

性味归经：味甘，性温。归肾经。

功效：补虚，去胸中烦热，降丹石毒。淡菜用黄酒洗过，和韭菜煮食，有补肾助阳之功。

主治：头晕腰痛，小便余沥，妇女白带，下腹冷痛。

摘自《全国中草药汇编》。

3. 防风

简介：本品为伞形科植物防风的干燥根。春、秋二季采挖未抽花茎植株的根，除去须根及泥沙，晒干。呈长圆锥形或长圆柱形，下部渐细，有的略弯曲，长15～30厘米，直径0.5～2厘米。表面灰棕色，粗糙，有纵皱纹、多数横长皮孔及点状突起的细根痕。根头部有明显密集的环纹，有的环纹上残存棕褐色毛状叶基。体轻，质松，易折断，断面不平坦，皮部浅棕色，有裂隙，木部浅黄色。

性味归经：味辛、甘，性温。归膀胱、肝、脾经。

功效：解表祛风，胜湿，止痉。

主治：感冒头痛，风湿痹痛，风疹瘙痒，破伤风。

用法用量：4.5～9克。

4. 蜂蜜

简介：本品为蜜蜂科昆虫中华蜜蜂或意大利蜂所酿的蜜。春至秋季采收，滤过。为半透明、带光泽、浓稠的液体，白色至淡黄色或橘黄色至黄褐色，放久或遇冷渐有白色颗粒状结晶析出。气芳香，味极甜。

性味归经：味甘，性平。归肺、脾、大肠经。

功效：补中，润燥，止痛，解毒。

主治：脘腹虚痛，肺燥干咳，肠燥便秘；外治疮疡不敛，水火烫伤。

用法用量：15～30克。

5. 茯苓

简介：本品为多孔菌科真菌茯苓的干燥菌核。多于7～9月采挖，挖出后除去泥沙，堆置"发汗"后，摊开晾至表面干燥，再"发汗"，反复数次至现皱纹、内部水分大部散失后，阴干，称为"茯苓个"；或将鲜茯苓按不同部位切制，阴干，分别称为"茯苓皮"及"茯苓块"。

性味归经：味甘、淡，性平。归心、肺、脾、肾经。

功效：利水渗湿，健脾宁心。

主治：水肿尿少，痰饮眩悸，脾虚食少，便溏泄泻，心神不安，惊悸失眠。

用法用量：9～15克。

（五）常用药膳

1. 枸杞蛋羹

原料：枸杞15克，鸡蛋1～2个。

做法：将鸡蛋打入碗内，加入枸杞调匀，加入少许调味品，隔水炖熟即可。

功效：肝肾不足的腰膝酸软、遗精、阳痿、早泄、目视物昏花、头晕、阴血不足者。

2. 香椿煎豆腐

原料：香椿芽 100 克，豆腐 2 块，味精 0.5 克，油 1 汤匙，黄酒半汤匙，猪油 75 毫升，鲜汤、酱油适量。

做法：将豆腐切成小块，香椿芽用沸水烫一下捞出过凉水，后挤去水分。炒锅放猪油置火上，当油温五成热时将豆腐一片片放入锅中，用小火煎至两面发黄时倒入黄酒烹调片刻，再加酱油、味精、鲜汤和香椿段，用中火收干汤汁淋入麻油，即可装盘。

功效：清热解毒，健脾理气，通肠开胃，止血固精。

3. 橘红绿茶

原料：橘红 5 克，绿茶 3 克。

制法：将橘红、绿茶放入茶杯中，沸水冲泡，再入沸水锅中隔水蒸约 20 分钟即可。每日 1 剂，代茶频饮。

功效：清热化痰，理气止咳。

主治：季节变化引起的变应性咳嗽、咽痒、咳痰、鼻塞等。

4. 萝卜杏仁猪肺汤

原料：萝卜 300 克，杏仁 10 克，猪肺 150 克，食盐适量。

制法：猪肺洗净后用沸水烫一下，萝卜切块，杏仁去皮及尖，三者共放砂锅内，煮至烂熟，加食盐调味。吃肺喝汤，每周 3 次，连服 1 个月。

功效：降气润燥，止咳平喘。

主治：咳嗽气喘、肠燥便干等。

三、中医调摄

（一）八段锦

八段锦属于古代导引法的一种，是形体活动结合呼吸的健身法，主要是以调整呼吸、身体活动和意识为手段，达到养生的目的。八段锦的每一段都有锻炼的重点，长期锻炼，能很好地牵拉很少运动的肌群，对五官、头颈、躯干、四肢、腰腹全身的各个部位进行锻炼，起到保健、调理的作用，使机体进行全面的调整，而且，锻炼筋骨的同时，也对五脏起到升发阳气的作用，是全面调养机体的健身功法。

（二）慢跑

慢跑，是一种中等强度的有氧运动，以较慢或中等的节奏来跑完一段相对较长的距离，以达到热身或锻炼的目的，一般选择空气新鲜、人少的地方进行。锻炼慢跑应选择渐进式的方法，初学者一开始每次运动最好在 10～15 分钟，以每分钟跑 50 米的速度为宜，中间可以有一个慢走的过程，1～2 周后可根据自身的耐受情况逐渐加快速度，时间也可从 10 分钟增加到 20～30 分钟。客观上慢跑时每分钟心率不超过 180 次减去年龄数为度。例如，60 岁的人慢跑时的心率以每分钟 $180-60=120$（次），慢跑时能吸进足够氧气，所以在跑步后会感到头脑清醒，能增加工作的信心。

（三）按揉曲池穴

谷雨时节，可选按揉曲池穴（图 2-6）以清热祛湿、消肿止痛、疏经通络。

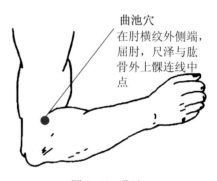

曲池穴
在肘横纹外侧端，屈肘，尺泽与肱骨外上髁连线中点

图 2-6 曲池

定位：在肘横纹外侧端，屈肘，当尺泽与肱骨外上髁连线中点。

取穴方法：屈肘成 45°，在肘关节的外侧，肘横纹头处，即是本穴。

常用方法：一般采取按揉法或者震颤法。正确的操作手法是大拇指指腹或食指指腹置于曲池穴上，稍加用力进行快速小幅度的上下推动。操作时不易用力过度，局部稍感酸麻胀感即可。

（四）做手指操

很多人在春季都容易感到困倦，做手指操有提神的作用。其方法是：将双手握起变成拳头，之后慢慢地打开手指，从小指开始，一根根伸直。伸直手指的时候必须迅速而有力。等手指都伸直之后，再从拇指一根根地握回去，屈指同样必须迅速而有力。整套动作做完为一遍，每天 30 遍，能起到消除疲劳、减轻精神负担、缓解紧张情绪的功效。

参考文献

[1] 彭子益. 圆运动的古中医学 [M]. 北京：中国中医药出版社，2011.

[2] 方药中，许家松. 黄帝内经素问运气七篇讲解 [M]. 北京：人民卫生出版社，1984.

［3］沈志忠. 二十四节气形成年代考［J］. 东南文化，2001（1）：53.

［4］田代华. 灵枢经［M］. 北京：人民卫生出版社，2005.

［5］田代华. 黄帝内经素问［M］. 北京：人民卫生出版社，2005.

［6］鲍小铁. 顺时应节食才好节气养生成潮流——北京稻香村：首推 24 节气养生食品［J］. 农产品加工·创新版，2011（2）：51.

［7］张明亮. 二十四节气导引养生法——中医的时间智慧［M］. 北京：人民卫生出版社，2014.

［8］快哉风. 跟着节气去喝汤［J］. 中国民间疗法，2013，（21）03：1.

第三章　夏季调摄

　　夏季通常指的是农历每年的四月到六月，夏季给人的感觉就是炽热炎炎，这个骄阳似火的季节在中医属于对应的"火"，《素问·阴阳应象大论》曰："水火者，阴阳之征兆也"，说明火者属阳，为阳气旺盛的表现，这时候大自然的植物生长茂盛，树木葱郁；人体的气血运行得比较快，走在室外，人们常常会被热得满脸通红，浑身大汗。

　　总的来说，夏三月气温逐渐上升，湿度也在增加，其中就包括了六个节气，分别是立夏、小满、芒种、夏至、小暑和大暑，但这六个节气所代表的含义都有所不同。《尚书·洪范》曰："火曰炎上"，人们在夏季常常心烦气躁、口干口苦、胸闷头晕、小便短赤、大便秘结，这是因为外界的气温太高，为人体补充过多的阳气，导致人体阴阳失衡而表现出来的一种热象。这也经常使人风热感冒和中暑。那么在这个季节里，我们应该如何做到合理调摄呢？下面让我们来了解一下。

一、养心生阳

　　夏季是一年中阳气最旺盛的季节，是大自然生长发育规律中"生—长—壮—老—已"的"壮"，相当于30岁小伙，精力最为旺盛。《素问·四气调神大论》指出："夏三月，此为蕃秀。天地气交，万物华实。"《类经》曰："蕃，茂也。阳王已极，万物聚盛，故曰蕃秀。"夏天一到，天地间呈现出万物荣盛的状态，人体也顺应自然的变化，体内阳气生发蓬勃。因此，夏季调摄要顺应"心属火，主于夏"的特点，注重养心生阳，适当晚睡早起。人的养生在起居、精神、情感、饮食等方面都须顺应夏天阳气外发、伏阴在内、气血运行旺盛的特点，避免"夏失所养而伤心"。夏季是心脏病的高发期，心的阳气在夏季最为旺盛，所以夏季要特别注意心的养生保健。养心以生阳，有利于防止出现心气不足之证，并以此预防秋冬季疾病的发生。同时，在骄阳似火、暑热蒸灼、心火过亢时，注意防暑清心，可适度选择清心的药食，比如莲子心、淡竹叶、赤小豆这一类，维持阴阳平衡，并保养心神，切忌大悲大喜，损伤心气，也要避免进食辛辣食物，防止以热助热，加重心脏的负担。

二、注重除湿

《素问·六节脏象论》云："长夏者，六月也。土生于火，长在夏中，既长而旺，故云长夏也"；《素问·脏气法时论》云："脾主长夏"。农历六月的长夏，对应着人体的脾脏，湿度较大。因为中医认为，脾主运化，可以运化水液和水湿。夏季的地表温度高，湿气重，水蒸气随着热量蒸腾到上空，积聚到一定的程度便变成了云，云在高空突然受冷后逐渐形成雨，这是自然的物理现象，也是大自然循环的过程，是阴阳转化的典型例子。这个暑热的季节不时还下雷雨，甚至还带着几分潮湿，人们憋得慌。但其实人体有自我纠正的功能，只要规律饮食和生活作息，通常不会给人造成多大的问题，随着季节的变化，暑热中带有的湿邪自然就会消退。但是如果失于养护，比如经常熬夜，外出淋雨，久居潮湿环境，进食肥腻难消化食物，或者本身就脾虚湿困的病人，那么这时候的湿气就不容易消退了。夏季天气炽热，中医认为"壮火食气"，即亢盛之火销蚀人体阳气。当暑热之邪消耗阳气，那么中焦的脾胃之气就会出现相对不足的状况，影响到脾胃运化食物和水湿的能力。当人体的水湿运化能力下降，就会导致湿邪内生。且在炎热夏季，如果过于频繁地饮水也会加重水湿内停。所以，在夏六月的这个长夏时间，我们要注重化湿，而且是清热化湿，比如说食用赤小豆、车前草、金钱草、薏米等；也可以是健脾除湿，比如说食用白扁豆、茯苓、猪苓、白术，把多余的水分排出体外，有利于防止湿困，这是夏季调摄的关键之一。

三、睡子午觉

随着大自然的调节，人们从春季的早睡早起变成了夏季的晚睡早起，但除此之外，还应该睡午觉来补充睡眠。因为夏季的气温升高，中午又是一天中最炎热的时候，很容易消耗人体的阳气，且此时人们稍事活动就容易大汗淋漓，这是热邪迫津外泄，使得阴液耗伤；太热的天气又容易损伤人体阳气，使得体力不足，极容易出现疲劳乏力的症状。

中医学认为，子时和午时是阴阳转化的时间，也是人体经气"合阴"与"合阳"的时候。因为子时是 23 时到次日 1 时，这个时候的阴气最盛，阳气衰弱，此时阴阳交接转化，即所谓"合阴"，如果能在这个时候熟睡，最能养阴护肝；而午时是 11 时到 13 时，这个时候的阳气最盛，阴气衰弱，在这个

"合阳"的时间需要稍作休息，最好是躺着休息，让气血循环得更好，休息30分钟到1小时就够了，避免影响晚上的睡觉，而且要注意给肚子盖上被子，避免风寒内中。如果没条件睡觉，也应该做到静下身心，使身体保持低消耗的状态，避免劳作，以提神醒脑、补充精力。

四、切勿贪凉

夏日炎炎，人们为了避暑，往往会躲在空调房，或者大口大口吃着冰西瓜和冰镇饮料，脱掉衣物来尽享凉风，这种逞一时之快的行为，往往会给未来的健康埋下祸根。因为夏天人体的皮肤和毛孔疏松，容易出汗，但当突然间进入一个寒冷的环境，人体难免接受不了，寒邪便趁机从毛孔而入。夏天阳气在外，内脏本来就虚寒的人便表现得更为明显，如果这时候狂吃西瓜或者喝冰镇饮料等，又或者用风扇或空调直接吹腹部的话，很容易出现肚子痛或者拉肚子的情况。这时候我们就需要循序渐进，进入空调房间之前，需在门口站1～3分钟，给人体一个缓慢适应的过程，空调的温度要设定在25～28℃，睡觉的时候要注意避免腹部着凉，平常可适当少量进食生冷，但本身脾胃虚寒的人就要避而远之了。

五、情志调摄

在夏季，受到炎热天气的影响，人们常常会脾气很大，急躁易怒，这时候就要注意慢下脚步，放松心情，从容淡定，学会为情绪找一个出口，避免大喜大怒，调节内心，因为心为五脏六腑之大主，任何不良情绪都可以影响到心的功能。我们可以在早晚舒适时散散心，白天减少室外运动，减少外界天气对人体的不良影响，从而达到"心静自然凉"的心态。

第一节 立夏

立夏，是夏季的第一个节气，"斗指东南，维为立夏，万物至此皆长大，故名立夏也"，指的是古时候的钟表，斗柄指向东南即说明冬天过去，立夏到来。立夏代表着夏季的开始，雨水从此开始增多，农作物接受太阳的沐浴和雨水的滋润，万物生长，逐渐繁荣。历代皇帝会在立夏这一天率领朝廷上下官员前往京城南郊迎接夏天的到来，甚至会举行迎夏盛典，而老百姓也会在这一天用饮茶、吃鸡蛋和称重记录这一节气。在立夏的这个节气里，我们应该注意些什么呢？

一、起居调护

（一）慎防晒伤

随着立夏的到来，太阳直射点逐渐北移，我国的温度普遍升高，以南方地区最为明显。这时候，随着气温的升高，我们要适当减少身上穿的衣物。阳光中的紫外线逐渐增强，天气也更加晴朗，而我们要避免长时间在烈日下劳作或奔走，特别是 12 时至 15 时这段时间，避免晒伤。小孩子就更加需要注意了，要减少这段时间的户外活动。雨后的紫外线特别强烈，因为缺少了云层的遮挡和反射。外出时要适当增加防晒装备，可以穿浅色、透气性能好的衣服，佩戴墨镜，打遮阳伞或戴凉帽，或在皮肤暴露部位擦些防晒霜，随身带上小电扇，劳作也宜选阴凉、通风的地方。

（二）防寒祛湿

立夏是暮春和仲夏的交接，这时候大自然姹紫嫣红，万物生机盎然。大自然的阴气渐弱，阳气渐长。虽然从立夏开始，气候开始逐渐变得炎热，气温相比春季高，但是在北方地区，温度大多不到22℃，天气不是很稳定，有时甚至会出现阴晴交替、冷暖变化的情况，所以这时候北方的人们就要及时增减衣服，避免中招。我国北方地区多风少雨，气候往往比较干燥，人还会感觉到咽喉不适，可有针对性地增加空气湿度；而在南方地区，随着天气逐渐转热，一般雨水量会增多，气候开始潮湿，我们应该减少前往阴暗潮湿的地方，佩戴雨具，减少外出淋雨，避免外湿伤人。与此同时，也需要经常清洗晾晒衣服被褥，防止霉变滋生病菌。同时也不可穿湿的衣物，以免暑湿并袭，身生疮毒。

（三）睡子午觉

春季的时候，我们建议早睡早起，但随着大自然规律的改变，日晒时间逐渐延长，人体的阳气逐渐充盛，阴气开始慢慢减少，这时候，我们应该从春季的早睡早起逐渐过渡为夏季的晚睡早起，这样才能顺应立夏阳气的生长。但是，有一些本身就阴阳两虚的病人，在这个大自然阴消阳长的时候，难免出现失调的情况，比如失眠或者睡眠质量降低。这时候，我们就应该睡午觉，一方面，睡午觉可以补充体力和精力；另一方面，睡午觉可以减少人们暴露在烈日下的时间，避免阴液外耗使得心阴不足，水火不济导致烦躁、失眠、多梦，有利于更好地过渡这一个转接点。

二、饮食调摄

（一）减苦增辛酸

对于人体脏腑来说，春天属于肝，夏天属于心，所以立夏是肝气渐弱、心气渐强的时节。此时的饮食要诀是增辛酸减苦，正如《备急千金要方》所说："夏七十二日，省苦增辛，以养肺气"。立夏之后，炎热的天气逼得人们出汗很多，这是大自然的热邪使得我们的津液外泄，在南方地区就更加明显了，有时甚至汗流浃背、发烧。毛孔一打开，皮肤腠理开泄，阳气和阴液就会往外跑，这时候食疗就应该着眼于清热消暑，收敛生津。要养心液，还要养肝阴，可以多吃一些酸性的食物及药材，使毛孔适当收缩，避免阳气和阴津外散太过，正如《素问·脏气法时论》指出："心主夏，心苦缓，急食酸以收之"。

另外，随着夏天的阳气趋向体表，那些本身就中焦阳气不足的人，如吃完冰淇淋和西瓜就拉肚子的这类人，内在的阳气不足会表现得更加明显，建议多吃比如干姜、生姜、艾叶这一类辛温驱寒的食材，帮助恢复脾胃的阳气，可以预防胃肠型感冒。与此同时，苦味食物的摄入不宜过多，比如苦瓜、黄连、黄芩、黄檗、败酱草等，避免折伤阳气，损伤脾胃消化功能，影响食欲。

（二）饮食清淡，养心温阳

立夏过后天地之气主升，气温逐渐升高，饮食应清淡，以易消化、富含维生素的食物为主，少吃油腻辛辣食物。立夏时节，油腻辛辣食物吃多了，容易上火，此时身体内外皆热，易出现痤疮、口腔溃疡、便秘等症状，正如《雅尚斋遵生八笺》说："夏至后，秋分前，忌食肥腻、腥、油酥之属，此等物与酒浆瓜果极为相仿，夏月多疾以此"。立夏饮食原则是"春夏养阳"，养阳重在"养心"。心主神志，神由先天之精气所化生，胚胎形成之际，生命之神也就产生了，正如《黄帝内经》所说："心者生命之本……为阳中之太阳，应于夏气。"在人体生长发育过程中，神依赖于后天水谷精气的充养。心交于夏，盛于热，旺于暑，是说心阳在夏季最为旺盛，功能最强。故立夏之调摄，应当极其专"心"。

（三）常用食物

立夏饮食以清淡为主，可以多吃豆类、小米、玉米、山楂、枇杷、杨梅、香瓜、桃、木瓜、西红柿等；肉类主要以鱼、鸡肉为主，切记少吃动物内脏、肥肉、咸鱼等；酸性药物乌梅、山楂、木瓜、五味子均具有收敛、固涩的特性，可以用来治疗泄泻、虚汗等。可以多喝牛奶，既能补充营养，又可强壮心脏。多吃蔬菜、水果及粗粮，可增加纤维素、维生素 C 和维生素 B 的供给，起到预防动脉硬化的作用。补充足够的蛋白质和维生素，以鱼、蛋、奶、豆类中的为好；吃些富含维生素 C 的食物，如西红柿、西瓜、杨梅、甜瓜、桃、李子等；维生素 B 在粮谷类、豆类、蛋白类食物及瘦肉中含量多。

（四）常用中药

1. 菊花

简介：本品为菊科植物菊的干燥头状花序。主产于浙江、安徽、河南等省，有多个品种，包括"毫菊""滁菊""贡菊"和"杭菊"，其中以"毫菊"和"滁菊"为佳，同时也有黄菊花和白菊花之分，不同菊花品种的形态不尽相同。

性味归经：味辛、甘、苦，性微寒。归肺和肝经。

功效：疏散风热，平抑肝阳，清肝明目，清热解毒。

主治：风热感冒、温病初起、肝阳眩晕、肝风内动，目赤昏花，疮痈肿毒等症。

用量：5～9 克。

2. 夏枯草

简介：本品别名麦穗夏枯草、铁线夏枯草（《云南丛书》），麦夏枯、铁线夏枯（《滇南本草》），夕句、乃东（《本经》）等，是唇形科植物夏枯草的干燥果穗。主产于江苏、浙江、安徽、河南等地，呈圆柱形，略扁，颜色为淡棕色或棕红色。

性味归经：味辛、苦，性寒。归肝、胆经。

功效：清热泻火，明目，散结消肿。

主治：目赤肿痛、头痛眩晕、目珠夜痛、瘰疬、瘿瘤、乳痈肿痛等症。

用量：9～15 克。

3. 金银花

简介：金银花，又名忍冬，是忍冬科植物忍冬、红腺忍冬或毛花柱忍冬的干燥花蕾或带初开的花，主产于河南、山东等省，呈棒状，上粗下细，略弯曲。

性味归经：味甘，性寒。归肺、心、胃经。

功效：清热解毒，疏散风热。

主治：痈肿疔疮、外感风热，温病初起、热毒血痢等症。

用量：6～15克。

4. 车前草

简介：车前草，又名车前、车轮草等，为车前的全草，分布几遍全国，但以北方为多，生于山野或路边，车前的须根丛生，以叶片完整、色灰绿者为佳。

性味归经：味甘，性微寒。归肝、肾、肺和小肠经。

功效：清热解毒渗湿，利尿通淋，明目，祛痰。

主治：淋证、水肿、泄泻、目赤肿痛、目暗昏花、痰热咳嗽和热毒痈肿等症。

用量：10～20克。

5. 丹参

简介：丹参为唇形科植物丹参的根，多为人工栽培，主产于四川、安徽、江苏、河南、江西等地。

性味归经：味苦，性微寒。归心、心包、肝经。

功效：活血祛瘀，凉血消痈，除烦安神。

主治：月经不调、闭经痛经、产后瘀滞腹痛、血瘀心痛、脘腹疼痛、癥瘕积聚、跌打损伤、风湿痹证、疮痈肿毒、热病烦躁神昏、心悸失眠等症。

用量：5～15克。

6. 乌梅

简介：乌梅别名酸梅、黄仔、合汉梅、干枝梅，为蔷薇科落叶乔木植物梅的近成熟果实，经烟火熏制而成。主产于浙江、福建、云南等地，呈类球形或扁球形，表面乌黑色或棕黑色。

性味归经：味酸、涩，性平。归肝、脾、肺、大肠经。

功效：敛肺止咳，涩肠止泻，安蛔止痛，生津止渴。

主治：肺虚久咳、久泻、久痢、蛔厥腹痛、呕吐、虚热消渴。

用量：3～10克，大剂量可用至30克。

7. 五味子

简介：五味子为木兰科植物五味子或华中五味子的干燥成熟果实。前者习称"北五味子"，后者习称"南五味子"。秋季果实成熟时采摘，晒干或蒸后晒干，除去果梗及杂质。唐代《新修本草》载"五味皮肉甘酸，核中辛苦，都有咸味"，故有五味子之名。五味子分为南、北二种。古医书称它荎蕏、玄及、会及，最早列于神农本草经上品中药，能滋补强壮之力，药用价值极高，有强身健体之效，与琼珍灵芝合用治疗失眠。

性味归经：味酸、甘，性温。归肺、心、肾经。

功效：收敛固涩，益气生津，补肾宁心。

主治：久咳虚喘，自汗，盗汗，遗精，滑精，久泻不止，津伤口渴，消渴，心悸，失眠，多梦等症。

用量：3～6克。

（五）常用药膳

1. 龟苓膏

原料：龟苓膏粉、水适量。

做法：将龟苓膏粉放入水中，铺撒1～2层薄粉搅拌均匀，小火将水煮开，大概煮5分钟。

功效：清热解毒、滋阴补肾、消除暗疮、润肠通便。

主治：虚火烦躁，口舌生疮，津亏便秘，热淋白浊，赤白带下，皮肤瘙痒，疖肿疮疡。

2. 夏枯草凉茶

原料：夏枯草、棉茵陈、麦冬、南杏、蜜枣各25克。

做法：将所有材料装入大的无油的砂锅中，加入适量的水，大火烧开，之后转小火煲20分钟即可。

功效：清肝明目，利胆退黄，清肺润燥，散结消肿。

主治：目赤肿痛，眼睛涩痛，瘰疬，瘿瘤，乳痈肿痛，身目发黄，咳嗽咳黄痰，口干舌燥。

3. 生地知母灯心草炖瘦肉汤

原料：生地10克，灯心草1扎，知母2克，瘦肉100克，无花果1粒，食盐适量。

做法：除食盐外，在炖盅内放入所有材料，加水9分满，文火炖煮1小时，食盐调味即可。

功效：滋阴降火，清心除烦。

主治：心火旺盛所致的口腔溃疡、小便黄赤、心烦失眠、相火妄动。

功效：清心凉血、泻火润燥。每周 1～2 次。

4. 柴鱼节瓜瘦肉汤

材料：柴鱼 100 克，节瓜 500 克，猪瘦肉 150 克，生姜 3 片，生粉、生油、生抽、食盐适量。

做法：柴鱼浸泡 40 分钟以上，洗净节瓜刮去茸毛和皮，用少许生粉、生抽、生油拌腌片刻。柴鱼、姜置锅中并加入清水 1500 毫升（约 6 碗量）武火滚沸 10 分钟，加入节瓜再滚 10 分钟，加入瘦肉滚熟，调入适量食盐和生油。

功效：健脾胃、益阴血，消暑热。

主治：脾胃虚弱，神疲乏力，消瘦。

5. 红枣桂圆粥

材料：桂圆肉 20 克，红枣（去核）10 个，大米 100 克。

做法：将上述材料放进锅里，煮烂便可。桂圆肉和红枣提前浸泡，可缩短熬煮时间。桂圆肉和红枣自带甜味，可不另外加糖。

功效：补益心脾，养血安神。

主治：劳伤心脾，思虑过度，身体瘦弱，月经不调等症。每周 1～2 次。

6. 莲子猪心汤

材料：猪心半个，莲子 50 克，红枣 2 个，桂圆肉 10 克，大葱 10 克，生姜 5 片，植物油、酱油、食盐、味精、香油适量。

做法：莲子去芯，锅里放植物油烧热，将葱姜爆香，加酱油、盐及清水，放入猪心、莲子、桂圆肉、红枣武火烧沸，文火煮至莲子酥软。出锅前放入味精、香油。

功效：补益心脾、养血安神。

主治：工作劳神过度、精神紧张等导致的虚烦心悸、睡眠不安、健忘。

三、中医调摄

立夏后气候炎热而生机旺盛，对人体而言，此时是新陈代谢加快的时期，我们除需要在饮食、情志和起居上做出调节之外，还要有适当运动或疗法养生。可在上午或下午的时候适当做一些户外有氧运动，补充阳气。运动以身体微微出汗即可，避免大汗淋漓，伤阴也伤阳。

（一）立夏四月节坐功

节坐功需要在每天 3～7 时之间，一腿盘坐，一腿弯曲屈膝，两手交叉抱膝，手与膝力争二三秒钟。两腿交替，左右各抱膝 35 次。最后，叩齿、咽津、吐纳而收功。主治风湿留滞，经络肿痛，臂肘挛急，腋肿，手心热，嬉笑不休等。

（二）静坐

静坐是气功的一种方式，先两腿盘起，将左胫加到右股的上面，再将右胫扳上来加到左股的上面，胸部微向前俯，臀部宜向后稍稍凸出，下腹保持轻度紧张。两手仰掌，配合呼吸和精神的调节。可以排除思虑，闭目安坐，保持内心安稳。

（三）穴位按压

内关穴（图 3 - 1）位于前臂掌侧，曲泽穴与大陵穴的连线上，腕横纹上 2 寸（约 6.67 厘米），掌长肌腱与桡侧腕屈肌腱之间。内关穴为心包经的络穴，联结上、中、下三焦，艾灸本穴位可宁心安神、理气止痛，效果显著，因此常常按压本穴位可保护心脏，养心气，安心神。

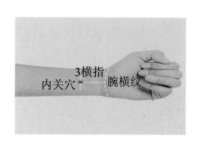

图 3 - 1　内关穴

（四）艾灸

艾灸足三里、丰隆穴（图 3 - 2）、阴陵泉、三阴交这几个穴位，艾灸前可能会感觉很燥热，艾灸时，灸火进入体内，将身体气机调理通畅后反而会感觉更清爽，以热制热，这不仅能消暑，还能调理脾胃。对于有慢性呼吸系统疾病的朋友，可以选用大椎、肺腧、膏肓、定喘、脾俞、膻中、天突、列缺、足

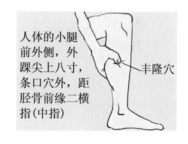

图 3 - 2　丰隆穴

三里；脾胃虚弱的患者，可选用足三里、膻中、关元、气海；失眠多梦的患者，可选用百会穴、四神聪穴、印堂穴、太阳穴。

第二节　小满

小满，是夏天的第二个节气，"斗指甲为小满，万物长于此少得盈满，麦至此方小满而未全熟，故名也"，指的是当太阳达到黄经60°，这个时候的小麦刚好开始灌浆，而没熟透，因此被称为小满。小满代表着夏天雨季的正式到来，南方地区降水明显增多，北方的气温也会攀升，形成高温多雨的气候。古代的时候，老百姓会在这一天前往水车的车基前祭拜，乞求今后风调雨顺，水源不断，称为"祭车神"；也有的人会在这时候吃苦草，因为苦能降火，来减少高温导致热病的发生。那么在小满的这个节气里，我们应该注意些什么呢？

一、起居调护

（一）调畅身心

小满的到来，是炎热的开始，也是潮湿的开始。中医认为，火为阳邪，火曰炎上，此时，人们难免多了几分浮躁与不安，这时候，我们可以吹风扇、开空调来降温，但最重要的，还是要做到"心静自然凉"，保持良好的心态迎接气候的变化。小满，是人生最好的状态，未满，方有上升的空间；小满，才有前行的动力。但如果人体长期处于烦躁的状态，伤了肝阴，就会导致肝阳上亢，血压就会高；而如果人体长期处于抑郁的状态，就会影响肝气的疏泄，肝气疏泄不及，脾胃的消化功能就会下降，加上多雨潮湿的天气本身就容易减弱脾胃的消化功能，消化不良自然就会找上门。

（二）添减衣物

小满这个节气，总离不开高温和潮湿这两个关键词，高温容易导致中暑，有的人甚至会热出热射病，这可是需要马上送医院的。所以，我们应适当减少衣物来帮助人体散热，建议购买那些透气性好、吸湿性强的速干衣。另外，下雨天越发频繁，雨水常常把人们打湿，应及时给更换和添加衣物，注意保暖，因为水分蒸发带来的是体表温度的下降，也就是中医所说的寒邪，毛孔一打开，寒邪就容易趁虚而入，导致风寒感冒。

（三）睡觉盖腹

为了减少暑热对睡眠的影响，睡觉时，人们用电风扇甚至空调降温。很多人往往为了尽享那一份凉意，甚至会扒光了衣服来睡觉，这时候就要注意了，我们一定要用被子来盖好肚子，因为腹部里藏着我们的脏腑，而腹部的肌肉又比较少，风邪和寒邪很容易就入侵脏腑，导致第二天出现肚子痛、拉肚子的情况。所以，建议家庭常备藿香正气液或藿香正气丸，以备风、寒、湿从外侵袭人体时使用。

二、饮食调摄

（一）吃新鲜食材

食材放久了或者放置在潮湿的环境中，随着细菌的滋生，食材的菌落数会明显超标。而且，气温高不仅加速我们的新陈代谢，也会使得细菌的生长速度加快，缩短食物的保质期。当我们没有及时将宿食放入冰箱，或者饮食不注意的话，会导致志贺杆菌、痢疾杆菌、霍乱弧菌等各种肠道病毒入侵人体，使人体出现拉肚子等情况。所以，食用新鲜食材可以说是相当重要，因为这样不仅能让我们获得更多的营养，还可以减少疾病发生的概率。

（二）清热祛湿

前面我们也提到了，高温和潮湿是小满的主旋律，那么，清热和祛湿自然是此时养生的重点。首先要多喝水，其次，饮食清淡也很重要，香、辣、麻的美食虽然可口，但往往容易上火，这是因为其中添加了像八角、辣椒、茴香、肉桂等这一类辛温上火的食材，过多食用会导致痤疮、口腔溃疡、便秘等。潮湿的天气，外来的湿气困阻人体，脾胃清阳不升，表现出肢体乏力、困倦、头脑不清醒的症状，若是湿气熏蒸化热，湿热合病，就更加麻烦了。这时候，我们不妨给自己来一杯清热祛湿的凉茶。

（三）常用食物

小满常吃具有清利湿热作用的食物，如赤小豆、薏米、绿豆、冬瓜、丝瓜、黄瓜、黄花菜、水芹、荸荠、黑木耳、藕、胡萝卜、西红柿、西瓜、山药、鲫鱼、草鱼、鸭肉等；忌食膏粱厚味、甘肥滋腻、生湿助湿的食物，如生葱、生蒜、生姜、芥末、胡椒、辣椒、茴香、桂皮、韭菜、茄子、蘑菇、海鱼、虾、蟹、牛肉、羊肉等。小满进补不宜偏于温热，易损伤阴津；也不宜过于寒凉滋腻，反使暑热内伏，不能透发。

（四）常用中药

1. 白扁豆

简介：白扁豆是豆科植物扁豆的成熟种子。主产于江苏、河南等，秋季成熟时采摘，晒干后生用或炒用。

性味归经：味甘淡，性微温、平。归脾胃经。

功效：健脾化湿、消暑。

主治：脾气虚，暑湿吐泻。

用量：10～15 克。

2. 赤小豆

简介：赤小豆又名红小豆、赤豆、朱豆，是豆科植物赤小豆的干燥成熟种子。

性味归经：味甘、酸，性平。归心、小肠经。

功效：利水消肿，解毒排脓。

主治：水肿胀满，脚气肢肿，黄疸尿赤，风湿热痹，疮毒，腹痛。

用量：9～30 克。

3. 茯苓

简介：茯苓为多孔菌种真菌茯苓的干燥菌核，主产于云南、安徽等地，以云南者为优。

性味归经：味甘、淡，性平。归心、脾、肾经。

功效：利水消肿，渗湿健脾，宁心。

主治：水肿痰饮，脾虚泄泻，心悸失眠。

用量：9～15 克。

4. 白茅根

简介：白茅根是禾本科植物白茅的根茎，以华北产量较多。

性味归经：味甘，性寒。归肺、胃、膀胱经。

功效：凉血止血，清热利尿，清肺胃热。

主治：血热出血，水肿，热淋，黄疸，胃热呕吐，肺热咳喘。

用量：15～30 克。

5. 薏苡仁

简介：为禾本科植物薏苡的干燥成熟种仁。主产于福建、河北，生用或炒用。

性味归经：味甘、淡，性凉。归脾、胃、肺经。

功效：利水消肿，渗湿健脾，除痹，清热排脓。

主治：水肿，小便不利，脚气，脾虚泄泻，湿痹拘挛，肺痈，肠痈。

用量：9～30 克。

6. 冬瓜皮

简介：葫芦科植物冬瓜的干燥外层果皮，夏末初秋果实成熟时采用，晒干生用。

性味归经：味甘，性凉。归脾、小肠经。

功效：利水消肿，清热解暑。

主治：水肿，暑热症。

用量：15～30 克。

7. 木棉花

简介：木棉科植物木棉的花，主产于广东、广西，晒干或烘干。

性味归经：味甘，性凉。归大肠经。

功效：清热利湿，解毒止血。

主治：痢疾，暑热，血崩，疮毒，肠炎，泄泻，金创出血。

用量：10～15 克。

8. 淡竹叶

简介：淡竹叶为禾本科，属多年生草本植物，根状茎，主产于长江流域至华南各地。

性味归经：味甘、淡，性寒。归心、胃、小肠经。

功效：清热泻火，除烦利尿。

主治：热病烦渴，口疮尿赤，热淋涩痛。

用量：6～9 克。

（五）常用药膳

1. 白扁豆粥

原料：白扁豆 60 克（鲜品增至 120 克），粳米 100 克。

做法：将白扁豆、粳米加水浸泡半小时，同煮粥，约煮半小时。

功效：健脾养胃、清暑止泻。

主治：脾虚腹胀、慢性泄泻、疰夏等症，也可用于夏季疲乏无力、精神萎靡不振。

2. 茅根竹叶饮

原料：白茅根 30 克，淡竹叶 10 克，冰糖 10 克。

做法：白茅根、淡竹叶洗净，加水 500 毫升，煮 20 分钟后，加冰糖再煮 5 分钟即可。

功效：清热解暑，清心除烦，生津止渴，利尿通淋。

主治：热病烦渴，口疮尿赤，小便涩痛。

3. 酸辣萝卜丝

原料：白萝卜 300 克，香菜 15 克，辣椒油 30 克，香油、酱油、醋、味精、姜、青蒜、精盐各适量。

做法：白萝卜去皮切丝，用少量盐腌制 5 分钟后挤干水分；青蒜、姜去皮切丝；香菜切段。将萝卜丝、姜丝、青蒜丝、香菜放入盆内，加入适量调味品，盛入盘内即成。

功效：清热生津，凉血止血，下气宽中。

主治：食滞纳呆，大便不畅，口干口臭。

4. 调中清热化湿膏

原料：茯苓 18 克，陈皮 9 克，苍术 9 克，藿香梗 9 克，厚朴 6 克，大腹皮 9 克，酒连炭 6 克，黄芩 9 克，白豆蔻 9 克，香附 12 克，白芍 18 克，泽泻 12 克，炼蜜适量。

做法：上药加水煎 2 次，去渣取汁，文火浓缩，加炼蜜适量收膏。

功效：清胃调中，化湿解表。

主治：身热口苦，体倦身重，口干不欲饮，小便色黄，大便粘腻。

5. 五花茶

原料：金银花、菊花、槐花、木棉花、鸡蛋花各 10 克，蜜糖适量。

做法：五花用水浸洗 5 分钟，将五花放入煲中加水，猛火煮滚后，改用慢火煲大约二十分钟，加适量蜜糖调味，即可饮用。

功效：清热、解毒、消暑祛湿、利小便、凉血。

主治：夏季风热感冒，流行性感冒，大便烂臭。

6. 冬瓜盅

原料：冬瓜 1000 克，清汤 500 克，冬菇 100 克，味精、精盐少许，冬笋 100 克，山药 100 克，白果 100 克，莲子 100 克。

做法：冬瓜洗净后，刮去外层薄皮。将冬瓜上端切下 1/3 留盖用，然后挖籽及瓤，放入开水锅中烫至六成熟，再放入凉水中浸泡冷透。冬菇、冬笋，山药洗净切丁，白果、莲子去皮洗净，并将山药、白果、莲子入笼蒸烂。将部分清汤和冬菇、冬笋、山药、白果、莲子放入热锅，大火烧开后再小火煨约 5 分钟，然后倒入冬瓜盅内。另加入剩余的清汤和味精、精盐，上盖蒸 15 分钟。

功效：清热解暑，健脾和胃，解腻解酒，利水消肿。

主治：夏季暑热，肢体水肿，食欲不振。

三、中医调摄

小满时节，气候炎热，阳气充盛，是养阳的好时机。这时人们应当顺应气候变化，在紫外线不强的时候进行多样的户外运动，与自然万物共同生长，同时注意防晒和防雨的工作。小满时节适宜晚睡早起、参加户外运动，如打太极、散步、慢跑等，也可培养下棋、书法、钓鱼等陶冶情志的爱好。

（一）小满四月中坐功

每天3～7时之间，盘坐，左手按住左小腿部位，右手上举托天，指尖朝左；然后左右交换，动作相同，各做15次；最后，叩齿、咽津、吐纳而收功。主治肺腑蕴滞邪毒，胸胁支满，心悸怔忡，面赤鼻赤目黄，心烦作痛，掌中热等。

（二）拔罐

小满之际，雨量增多，外界环境的湿度比较大，湿邪容易留滞，而湿邪容易阻遏气机，影响体内气的运行，因此该节气调摄应以除暑湿为主，故选取足三里（图3-3）、丰隆、阴陵泉（图3-4）等穴，补气健脾化湿。主治皮肤病、腰酸、身体困重乏力等。

（三）指压按摩

以拇指腹置于足三里和阴陵泉的穴位上，其余四指展开固定于旁，拇指稍用力按揉，以微觉酸胀感为度。每次可按揉3～5分钟，每日可行多次。主治消化不良，头重如裹，下肢痹痛。

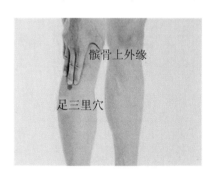

图3-3 足三里穴

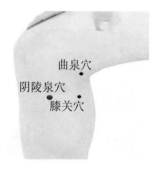

图3-4 阴陵泉穴

第三节 芒种

芒种，是夏天的第三个节气，"斗指巳为芒种，此时可种有芒之谷，过此即失效，故名芒种也"，说的是农耕文化中，芒种这个节气最适宜芒作物的栽种，此时的老百姓都忙着耕种，所以有的人称"芒种"为"忙种"。芒种代表着夏天气温显著升高、雨量充沛、空气湿度大，古代人们为了祈求秋季大丰收，挨家挨户都会拿着新麦磨成的面粉来蒸包子，用以拜祭上天，希望能丰衣足食，这种活动被称为"安苗"。在芒种这个节气里，我们应该注意些什么呢？

一、起居调护

（一）防蚊驱虫

众所周知，蛇虫鼠蚁喜欢在温暖潮湿的地方繁殖，若不注意，会导致传染病暴发。为了防患于未然，我们需要及时清理积水，保持环境干燥整洁。经常通风可减少蚊虫的滋生和停留，可以使用一些中药香囊，如艾叶、苍术、白芷、石菖蒲等，可有效驱除蚊虫，避免叮咬，且可改善环境，醒脾胃。在端午节前后，有的地方会在家门前熏蒸苍术、白芷，这是为了更好地辟秽化浊。

（二）遮阳避暑

农历五月为仲夏，这时候的阳光毒辣，紫外线强，热得人们大汗直出，晒得人睁不开双眼。因此，在如此高温的节气里，我们一定要避免在中午时分外出，如果必须外出，就需要做好防晒措施了，比如说涂抹防晒霜、穿遮阳衣，带上风油精、小扇子等。夏气通于心，夏气太过则损伤心气，耗伤心阴，因此此时人们常常出现心悸不安、失眠的症状。

二、饮食调摄

（一）多饮水

仲夏的炎热使得人体的新陈代谢明显增快，出汗明显增多。当我们的身体大量出汗的时候，首先需要多饮水，其次是要学会适当补充钠和钾，这样才能保证细胞的水和电解质平衡，使之正常发挥功能。人们可以根据体质，选择合适自己的茶饮，每天泡一泡，健康少不了。比如说血瘀质可以选用丹参茶，湿热质可选用苦丁茶、苦瓜茶，脾虚质可选用西洋参茶，血虚质可以选用枸杞茶，阴虚质可以选用麦冬茶等。还可以多吃一些含较多水分的水果，比如西瓜、雪梨、哈密瓜等。

（二）饮食清淡

芒种时期，人体新陈代谢旺盛，阳气主要集中在体表，而内脏容易出现阳气不足的情况，有的本身脾胃就虚弱的病人，稍"吃"不慎就导致拉肚子，因此我们应该多进食清淡而容易消化的食物，多吃水果和蔬菜，加强维生素的摄取，同时少吃难消化、肥腻、辛辣的食物，好比说麻辣火锅、酸菜鱼这一类，避免过度刺激我们的胃肠，正如《素问·痹论》曰："饮食自倍，肠胃乃伤"。

（三）常用食物

芒种时节可多吃含钾的食物，如海产品、菠菜、苋菜等，主食以荞麦面、玉米面、红薯为主。水果以香蕉、西瓜为主。芒种节气，适合吃些温补和热补的食物，能喝白酒、吃辣椒和生姜的人可适量选用。人参、大枣、蜂王浆、虫草、韭菜、洋葱、蒜苗、南瓜、茴香等温补之物可经常食用。茶尽量饮用性温的花茶。多吃水果，能补充水分、防热祛湿。体质偏寒的人适合吃荔枝、龙眼、樱桃、榴莲、杏、栗子、胡桃肉等；体质偏热的人可以吃西瓜、梨、奇异果、番茄、荸荠、甜瓜、黄瓜、柚子等。平和类水果如葡萄、菠萝、木瓜、苹果、橙等适合老年人和小孩食用。

（四）常用中药

1. 西洋参

简介：西洋参，又称花旗参，是五加科人参属多年生草本植物的根，原产北美，现在我国东北有栽培。

性味归经：味甘、微苦，性凉。归心、肺、肾经。

功效：补气养阴，清热生津。

主治：气虚阴亏，虚热烦躁，咳喘痰血，内热消渴，口燥咽干。

用量：3～6克。

2. 广藿香

简介：广藿香是唇形科刺蕊草属植物的地上部分，主产于广东、海南。

性味归经：味辛，性微温。归脾、胃、肺经。

功效：化湿，止呕，解暑。

主治：湿阻中焦，暑湿或湿温初起呕吐。

用量：6～10克。

3. 薄荷

简介：薄荷，土名"银丹草"，为唇形科植物，以地上干燥部分入药，主产于江苏、浙江。

性味归经：味辛，性凉。归肺、肝经。

功效：疏散风热，清利头目，利咽透疹，疏肝行气。

主治：风热感冒，温病初起，风热头痛，咽喉肿痛，麻疹，风疹，胸胁胀痛。

用量：3～6克。

4. 淮山

简介：本品即薯蓣，是薯蓣科植物薯蓣的根茎，主产于河南。

性味归经：味甘，性平。归脾、肺、肾经。

功效：补脾养胃，生津益肺，补肾摄精。

主治：脾虚，肺虚，肾虚，消渴气阴两虚。

用量：15～30克。

5. 鸡蛋花

简介：本品为夹竹桃科植物鸡蛋花的花朵，主产于广东、广西。

性味归经：味甘，性平。归肺、大肠经。

功效：清热，利湿，解暑。

主治：感冒发热，肺热咳嗽，湿热黄疸，泄泻痢疾，尿路结石，预防中暑。

用量：5～10克。

6. 桑葚

简介：本品为桑科植物桑的果穗，主产于江苏、浙江。

性味归经：味甘、酸，性寒。归肝、肾经。

功效：滋阴补血，生津润燥。

主治：肝肾阴虚，津伤口渴，消渴，肠燥便秘。

用量：9～15克。

（五）常用药膳

1. 虾皮炒茼蒿

原料：茼蒿500克，虾皮30克，鸡精适量。

做法：将茼蒿择洗干净。炒锅上火烧热，倒入少许油，放入茼蒿，快速翻炒至断生，放入虾皮炒匀，加鸡精调味后即可出锅。

主治：食欲不振，消化不良，便秘，水肿。

2. 薏苡百合荸荠煲

原料：薏苡仁30克，百合30克，荸荠250克。

做法：将薏苡仁、百合洗净，用温水发透。荸荠去皮洗净，从中间切开。将荸荠、薏苡仁、百合同入瓦锅内加入适量清水置武火上浇沸，再用文火炖煮 45 分钟。

主治：食欲不振，脾虚，盗汗，口干口苦。

3. 薏米芡实淮山粥

原料：薏米 15 克，芡实 10 克，淮山 50 克，大米 100 克，冰糖少许。

做法：鲜淮山去皮切段，与薏米、芡实、大米一起煮，煮烂后加少许冰糖。

主治：消化不良性腹泻、大便溏泄、全身无力、心悸气短。

4. 荷叶饭

原料：大米 500 克，香菇 30 克，猪肉 100 克，玉米粒 50 克，荷叶 2 张，调料少许。

做法：大米洗干净，泡水 24 小时，香菇、猪肉切丁，炒出香味，再加入调味料，拌匀，腌制半小时。把香菇丁和猪肉丁、玉米粒加入米饭炒匀，包入荷叶中，放入蒸屉中大火蒸 20 分钟。

主治：暑热湿重，脾虚湿困，瘀血出血。

5. 绿豆粥

原料：绿豆 150 克，大米 200 克，冰糖 20 克。

做法：大米和绿豆用清水洗净放入锅中，加水煮至米粒开花，粥汤稠浓即成；冷却后，加冰糖拌匀食用。

主治：暑热津伤，胃热口渴。

6. 冬瓜羹

原料：冬瓜 500 克，青豆 15 克，红萝卜碎 30 克，猪肉 60 克，清鸡汤适量，水 2 杯，生粉 1 汤匙，盐、麻油及胡椒粉少许。

做法：冬瓜去皮再刨碎，连汁放煲内，猪肉拌入腌料腌 10 分钟，清鸡汤、水及冬瓜碎煲滚，加青豆、红萝卜碎及腌好的猪肉再煮滚，拌入生粉水成羹，加盐、麻油及胡椒粉调味即可。

主治：食欲不振，胃热津伤，口干口苦。

三、中医调摄

芒种时节气候炎热，是新陈代谢的旺盛时期，这时人们应当顺应节气的特点，以舒畅人体、清心清静的运动方式为调摄方法。芒种时节适宜晚睡早起，适当晒太阳，以舒缓的节奏进行适度户外活动，注意防暑降温。

（一）芒种五月节行动

做法：每天 3 ~ 7 时之间，起立，两脚分开与肩同宽，两手由胸前上提，手心向上，然后外旋，向上托起，两臂伸直，手心向上，十指尖朝后，腹向前挺，背向后压，头后仰，目视双手，略停数秒，双手经体侧徐徐下落，如此反复做 35 次。最后做叩齿、咽津、吐纳而收功。主治腰肾蓄积虚劳、咽干、胃痛、目黄胁痛、消渴、善笑善惊善忘、上咳吐、下气泄、身热股痛、心悲、头颈痛、面赤等。

（二）刮痧

刮痧，指在体表进行反复刮动、摩擦，使皮肤局部出现红色粟粒状或暗红色出血点等"出痧"变化的操作，通常借助特制的刮痧器具和润滑剂，以一定手法，达到活血透痧的作用。因五脏六腑之俞穴皆分布于背部，刮治后可使脏腑秽浊之气通达于外，促使周身气血流畅、逐邪外出，故具有宣通气血、发汗解表、舒筋活络、调理脾胃等作用。

（三）中药熏蒸疗法

中药熏蒸疗法一般用中草药煮沸后产生的气雾进行熏蒸，借助药力、热力直接作用于熏蒸部位，达到扩张局部血管、促进血液循环、温中止痛，使得湿热从表而解。主治类风湿病、风湿寒性关节痛、强直性脊柱炎、腰椎间盘突出症、骨性关节炎、肩周炎。

（四）拔罐疗法

拔罐疗法是借助热力排除罐内空气使罐吸于皮肤，造成瘀血现象的治病方法。适用于感冒咳嗽、肺炎、哮喘、头痛、胸胁痛、风湿痹痛、腰腿痛、扭伤、胃痛、疮疖肿痛等病症。

第四节　夏至

夏至，是夏季的第四个节气，指的是斗指午，太阳黄经 90° 时的节气。夏至是太阳北行的转折点，夏至这天过后太阳将走"回头路"，太阳光直射点开始从北回归线向南移动。夏至日过后，位于北回归线以北的地区，正午太阳高度开始逐日降低。夏至虽然阳气较盛，且白昼最长，但却未必是一年中最热的一天。夏至以后地面受热强烈，空气对流强烈，易形成雷阵雨。民间自古以来有在此时庆祝丰收、祭祀祖先之俗，以祈求消灾年丰。在夏至这个节气里，我们应该注意些什么呢？

一、起居调护

（一）避暑、避怒、避疾

小暑即将到来，天气炎热，人们容易中暑。中午前后尽量减少户外活动，出门最好打伞、戴帽子，避免长时间强烈日晒。暑天应注意补充水分，若出汗过多时，可在水中加少量食盐，以维持体液中的电解质平衡。

高温容易使人心烦意躁，要警惕情绪中暑，避免大动肝火。闲暇时可听音乐舒缓情绪，保持心境平和。心烦气躁的人可以用莲子芯泡水喝。

（二）三伏贴

《黄帝内经》提出，"春夏养阳"可以预防冬天疾病的发生，是利用"冬病夏治"原理，在夏天治疗冬天容易发生或加重的疾病，以预防和减少病症在冬季发作。借助三伏天里全年最盛的阳气，在人体穴位敷以辛温、逐痰、走窜、通经、平喘药物，如玄胡、白芥子等，药按比例研末，用姜汁调成膏状，达到温阳利气，驱散内伏寒邪，使肺气升降正常，温补脾肾，增强机体抗病能力，预防多种疾病发生的目的。三伏贴是广受好评的传统中医疗法，它主要适用于两类疾病：一类是过敏性疾病，如哮喘、反复呼吸道感染、感冒；一类是跟虚寒有关的疾病，如胃痛、结肠炎、关节痛、虚寒头痛、肾虚引起的腰痛及其他疾病。

二、饮食调摄

（一）禁食寒凉

夏季调摄除重视心脾外，还应处处注意补助肺肾。《顾身集》说："夏季心旺肾衰，虽大热不宜吃冷。"夏季肾衰也是由于"伏阴在内"，故不宜贪吃生冷之物。《遵生八笺》指出："逆之则肾心相争，水火相克，火病由此而作矣。"夏季调摄不当会影响心肾间的协调，导致入睡困难或者睡眠质量差，所谓"胃不和则卧不安"。

（二）多酸多咸

"多食咸味以补心。夏时为心火当令，心火过旺则克制肺金，火之味为苦，味苦之物亦能助心气而制肺气。"因此夏季应少食苦味，多食酸味、咸味。《素问·脏气法时论》曰："心主夏，心苦缓，急食酸以收之……心欲软，急食咸以软之，心色赤，宜食酸，小豆、犬肉、李韭皆酸。"

（三）常用食物

夏至是阳气最旺的时节，调摄也要顺应夏季阳盛的特点，应注意保护阳气。适当吃点养阳食物，但做法要清淡、易消化，如鸡肉、猪肝、羊肉、羊肾、狗肉、鹿肉、鳊鱼、带鱼、海参、洋葱、香菜、粳米、糯米、小麦、南瓜、红枣、姜等；也可以适当吃清热、利湿的食物，如西瓜、苦瓜、鲜桃、乌梅、草莓、西红柿、绿豆、黄瓜等；饮品可选用绿豆汤、酸梅汤、金银花茶、菊花茶等。

夏在五行属火，五味为苦，夏季适当食味苦之物，如苦瓜、苦丁茶等，有解热除烦、抗菌消炎、帮助消化、增进食欲、提神醒脑、消除疲劳等功效，但苦寒食物不宜过多食用，因为味苦食物则会助心气而伤肺气，不利于养肺。夏至，天气炎热，人体大量排汗，氯化钠损失比较多，故应在补充水分的同时，注意补充盐分。夏季饮食宜多食酸味，如小豆、桃李等，酸味起到收敛作用，防出汗过多，以固肌表。

（四）常用中药

1. 龙眼肉

简介：本品为无患子科植物龙眼的假种皮。夏、秋二季采收成熟果实，干燥，除去壳、核，晒至干爽不黏。主产于广东、福建等。

性味归经：味甘，性温。归心、脾经。

功效：补益心脾，养血安神。

主治：思虑过度，劳伤心脾，惊悸怔忡，失眠健忘。

用法用量：10～25克。

2. 生姜

简介：本品为姜科植物姜的新鲜根茎。秋、冬二季采挖，除去须根和泥沙。

性味归经：味辛，性温。归肺、脾、胃经。

功效：解表散寒，温中止呕，温肺止咳。

主治：风寒感冒，脾胃虚证，胃寒呕吐，肺寒咳嗽。

用法用量：3～9克。

3. 广藿香

简介：本品为唇形科植物广藿香的地上干燥部分。枝叶茂盛时采割，日晒夜闷，反复至干。主产于广东、海南。

性味归经：味辛，性微温。归脾、胃、肺经。

功效：芳香化浊，和中止呕，发表解暑。

主治：用于湿浊中阻，脘痞呕吐，暑湿表证，湿温初起，发热倦怠，胸闷不舒，寒湿闭暑，腹痛吐泻，鼻渊头痛。

用法用量：3～10 克。

4. 五味子

简介：本品为木兰科植物五味子的干燥成熟果实，习称"北五味子"。秋季果实成熟时采摘，晒干或蒸后晒干，除去果梗和杂质。主产于东北。

性味归经：味酸、甘，性温。归肺、心、肾经。

功效：收敛固涩，益气生津，补肾宁心。

主治：用于久咳虚喘，梦遗滑精，遗尿尿频，久泻不止，自汗盗汗，津伤口渴，内热消渴，心悸失眠。

用法用量：3～6 克。

（五）常用药膳

1. 冬瓜烧木耳

原料：冬瓜 300 克，水发木耳 50 克，味精 2 克，葱末、精盐各 5 克，熟猪油 50 克，水淀粉 10 克，鲜汤 100 毫升。

做法：将冬瓜削皮，去掉里面的瓜子，切成 3 厘米的菱形块，置沸水锅中焯水，捞出沥干水分，木耳洗净。炒锅上火烧热，放入适量猪油，烧热，放入葱末煸出香味，再加入冬瓜块、木耳、精盐、味精、鲜汤，烧开后，用水淀粉勾芡，装入汤碗内即成。

功效：清热解暑。

主治：暑热，消渴，泻痢，水肿，胀满，脚气，淋病，咳喘。

2. 海带炖豆腐

原料：豆腐 250 克，海带 125 克，盐、姜末、葱花、花生油适量。

做法：海带泡发、洗净，切成菱形片；豆腐洗净切块与海带一起放入锅内加水煮沸，捞出过凉，花生油烧热，加入葱花、姜末煸香，放入海带和豆腐，加适量水，烧沸，加入盐，改用小火烧到入味时即可出锅。

功效：清热，利尿，解毒。

主治：瘿瘤，疝气，癥瘕，脚气。

3. 凉拌苦瓜

原料：苦瓜 1 根，红彩椒、大葱适量，蒜末、生抽、糖、盐、醋、香油等少许。

做法：苦瓜、红彩椒、大葱洗净后切丝。将蒜末、生抽、糖、盐、醋、香油混合均匀，制成汁备用。锅内放水，水开后放入一小勺盐，入苦瓜丝等焯烫约 15 秒，捞出浇汁即可。

功效：清热泻火、解暑除烦、润脾补胃。

主治：中暑发热，牙痛，泄泻，痢疾，便血。

4. 乌梅冰糖饮

原料：乌梅 3 枚，冰糖 15 克。

做法：将乌梅洗净，加 300 毫升水，小火慢煮 20 分钟，加入冰糖再煮 5 分钟。

功效：消食积，补脾胃，敛肺止咳，涩肠止泻，生津止渴。

主治：肺虚久咳，久泻，久痢，蛔厥腹痛，呕吐，虚热消渴。

5. 凉拌莴笋

原料：鲜莴笋 350 克，葱、香油、味精、盐、白糖各适量。

做法：莴笋洗净去皮，切成长条小块，盛入盘内加精盐搅拌，腌 1 小时，沥去水分，加入味精、白糖拌匀。将葱切成葱花撒在莴笋上，锅烧热放入香油，待油热时浇在葱花上，搅拌均匀即可。

功效：利五脏，通经脉。

主治：便秘，淋证，脉络不畅，食积。

三、中医调摄

夏至时节是"阴阳争死生分"的时节，是阴阳气交的关键。此时外界环境变化快，人体气血阴阳运行产生相应动荡，容易导致气血紊乱，且"暑易伤气"。夏至时节天气炎热，容易大汗淋漓，阳气外泄加剧，故运动方面要更加注意顾护阳气、避邪气，以舒畅人体、清心安神的运动方式为主。

夏至时节适宜晚睡早起，并注意防晒，预防中暑，以舒缓的节奏适度运动，运动时间最好在 6 时之前，18 时之后，以避暑养心。

（一）五禽戏——猿提。

本式功法主心，心主血脉，主要用于防治及改善心悸、心慌、失眠多梦、盗汗、肢冷等症状，有助于肢体灵活。

（二）夏至五月中坐功

每天早上 7 点左右开始练功。

动作要领：屈膝蹲坐，两臂伸直，十指交叉，手心向胸，以右脚踏手心中，脚向外蹬，手往里拉，蹬拉相争，坚持二三秒钟。换左脚踏，同样动作，左右各做 35 次。然后叩齿、咽津、吐纳而收功。

主治：风湿积滞，腕膝痛，肩臂痛，掌中热痛，两肾内痛，腰背痛，身体困重。

（三）养心灸

夏至阳气到极限则一阴生，寒为阴邪。热极而寒生，寒生百病重。因此夏至这天宜扶阳祛寒，将寒气消除在萌芽期。夏至调摄主张"食必温暖，腹护单衾"。我们人体的阳气在此时向体表疏散达到了顶点，而内里实际是空虚的，形成外热内虚的状态。艾为纯阳之物，可通十二经阳

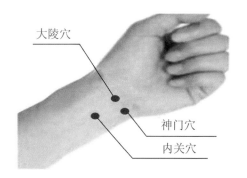

图 3 - 5　神门穴

气。夏至艾灸可祛陈年痼疾，除陈生新，温补阳气，阴阳平衡。可选用神门穴（图 3 - 5）以调节神经，补益心气，安定心神。

第五节　小暑

小暑，是夏天的第五个节气，斗指辛，说的是这时候的太阳到达黄经 105°，预示着一年中最闷热潮湿天气的到来，伏天也从此开始，被老百姓称为"热在三伏"。受季风气候的影响，此时我国雷雨天气频繁，但这种既热又湿的环境，十分有助于农作物的成长。伏日里，人们食欲不振，较往常消瘦，俗谓"苦夏"，而饺子本身可以开胃解馋，再蘸醋吃就更加开胃了。所以人们常在炎炎夏日来之际，吃些饺子来解馋。备战盛夏，在外要注意防暑降温，减少暑热刺激；在内就应该健脾养心，及时补充水谷精微，安神定志，减少

消耗，所谓"心静自然凉"。那么在小暑的这个节气里，我们应该注意些什么呢？

一、起居调护

（一）夏不坐木

小暑是盛夏的开始。《理虚元鉴》指出："夏防暑热，又防困暑取凉。"小暑过后，湿热之气旺盛，容易引起中暑、疟疾等病。俗话说："冬不坐石，夏不坐木。"此节气中，气温高，湿度大。木头，尤其是久置露天里的木椅凳，因为露打雨淋，含水分较多，表面看上去是干的，可是经太阳一晒，温度一升高，便会向外散发潮气。如果在上面久坐，就会诱发痔疮、风湿和关节炎等病。

（二）戒骄戒躁，午间补觉

天气炎热，容易让人们感到疲乏、心情烦躁。此时一定要学会稳定情绪，并且以静坐、补充睡眠等方式来调节心情。应保持心情舒畅，和缓气血，养护心脏。夏季昼长夜短，夜间睡眠时间少，适当午睡可使机体迅速补充精力和体力，但午睡时间不宜过长，30分钟左右即可。

（三）三伏贴

三伏贴的原理在"夏至"部分已解释过，同样，小暑节气仍处于三伏天中，这个时候做穴位敷贴，可以达到冬病夏治以及预防过敏性疾病的效果。

二、饮食调摄

（一）禁凉，清淡饮食，增苦多酸

小暑节气，天气变热，人们吃寒凉食物以解口渴，容易损伤脾胃，此时调摄应当节制饮食，不吃冷饮、冷食，多吃健脾、清暑热的食物。夏季酷暑炎热、高温湿重，多吃苦味食物，能清泄暑热，健脾，增进食欲。另外，夏季汗多易伤阴，食酸性食物能敛汗，顾护人体津液。小暑时节，脾胃容易被湿所困，导致食欲减退，此时食用清淡之品，有助于开胃增食，健脾助运。如果过量食肥腻之物，会伤及脾胃，影响消化吸收，有损身体健康。有民谚称"小暑大暑，有米也懒煮"。意指天气太热了，人变得散漫，连三餐饭都懒得准备。小暑气温较高，熏蒸水汽，水汽上升，夹带湿邪，易困脾胃，所以要清热解暑，健脾利湿，饮食清淡，少吃辛辣油腻食物。

（二）避暑

避暑分为两方面，一方面要避免环境中的暑气伤害人体，中午前后尽量减少户外活动，出门要做好防晒保护，注意补充水分；另一方面由于暑气易使人体上火，要注意调节心情，保持情绪稳定，注意休息，避免过度劳累，保证充足的休息和睡眠。

（三）多饮水

小暑节气前后气温升高，暑热袭来，人们随便动一动就会出一身汗，而且汗液排出量也会比较多，如果不及时补充水分的话，体内就会缺水，同时还会缺少营养物质。因为汗液排出来之后，带走的不仅仅是水分，还有钾元素、盐分等。如果长期缺水的话，皮肤会变干，而且血容量也会减少，很容易诱发心血管疾病。为了避免这些问题出现，务必要随身携带水杯，时不时就喝两口，以便及时为身体补充水分。

（四）常用中药

1. 莲子

简介：本品为睡莲科植物莲的干燥成熟种子。秋季果实成熟时采割莲房，取出果实，除去果皮，干燥处理。分布于各地，除去果壳的种子叫做莲子肉。

性味归经：味甘、涩，性平。归脾、肾、心经。

功效：补脾止泻，养心安神，益肾固精。

主治：脾虚泄泻，带下量多，心烦不眠，遗精滑精。

用法用量：10～15克。

2. 麦冬

简介：本品为百合科植物麦冬的干燥块根。夏季采挖，洗净，反复暴晒、堆置，至七八成干，除去须根，干燥处理。主产于四川、浙江。

性味归经：味甘、微苦，性微寒。归胃、肺、心经。

功效：益胃生津，清心除烦，养阴润肺。

主治：胃阴虚，肺阴虚，心阴虚。

用法用量：5～15克。

3. 益母草

简介：本品为唇形科植物益母草的新鲜或地上干燥部分。鲜品于春季幼苗期至初夏花前期采割；干品于夏季茎叶茂盛、花未开或初开时采割，晒干，或切段晒干。

性味归经：味辛、苦，性微寒。归心、肝、膀胱经。

功效：活血调经，利尿消肿，清热解毒。

主治：月经不调，经闭，胎漏难产，胞衣不上，产后血晕，瘀血腹痛，跌打损伤，小便不利，水肿，疮痈疮疡。

用法用量：干品 9～30 克；鲜品 12～40 克。

4. 葛根

简介：本品为豆科植物野葛的干燥根，习称野葛。秋、冬二季采挖，趁鲜切成厚片或小块；干燥处理。

性味归经：味甘、性辛，凉。入脾、胃、肺经。

功效：解肌生津、透疹、退热、升阳止泻、健脾益气。

主治：麻疹初起，热病伤津，脾虚泄泻。

用法用量：10～15 克。

（五）常用药膳

1. 西瓜青瓜汁

原料：西瓜半个，青瓜 2 条。

做法：西瓜和青瓜去皮，二者同时绞汁，现榨鲜喝。

功效：清热、生津、止渴。

主治：夏季感冒，口渴、烦躁，食欲不振，消化不良，小便赤热者尤为适宜。

2. 韭菜炒绿豆芽

原料：新鲜绿豆芽 500 克，韭菜 200 克。植物油、食盐、味精适量。

做法：豆芽洗净水晾干，韭菜洗净切段。油锅烧热，将豆芽和韭菜一起下锅爆炒，起锅前放入食盐、味精，装盘即可。

功效：清热解毒。

主治：疮疡诸疾。

3. 冬瓜荷叶薏米排骨汤

原料：冬瓜 500 克，猪排骨 250 克，鲜荷叶 1 片，薏米 30 克，精盐适量。

做法：冬瓜连皮洗净，切块备用；猪排骨洗净斩成小块，焯水备用；薏米、荷叶洗净，稍浸泡。将上述材料及姜片一起放进锅内，加入清水适量，先用大火煮沸后，改为小火煲约 1 小时，加入适量精盐调味即可。

功效：清暑热、祛暑湿。

主治：水肿，淋证，热病，肥胖。

4. 冬瓜薏米煲鸭

原料：连皮冬瓜 500 克，鸭肉 250 克，薏米 50 克，姜茸、米酒各 10 克，精盐 5 克，陈皮 1 克，姜汁酒适量。

做法：鸭肉洗净切块，焯水备用；连皮冬瓜洗净切块备用；薏米淘洗净稍微浸泡。锅置火上，放油烧热，放入鸭肉块略煎，烹入姜汁酒，盛起。取锅一个，将除精盐以外材料一起放入，加清水适量，先用大火烧沸后，改为小火煮约 1 小时，加入适量精盐调味即可。

功效：健脾祛湿，清热利水消肿。

主治：湿热，腹泻，肌肉酸痛，关节疼痛。

5. 清暑扁豆粥

原料：扁豆 15 克，赤小豆 30 克，怀山药 15 克，木棉花 15 克，薏米 30 克，鲜荷叶半张，灯芯草少许。

做法：上述材料一起煮，以豆熟透为度。

功效：健脾利湿，消暑止呕。

主治：中暑，湿热症。

6. 苦瓜排骨汤

原料：苦瓜 500 克，排骨 500 克，陈皮、葱段、姜片、盐适量。

做法：排骨斩块，焯水备用，苦瓜切块，陈皮洗净，姜切片。把上述材料放于锅中，加入适量清水，大火烧开，转小火炖 30 分钟，加入适量食盐调味。

功效：清热解毒，明目。

主治：中暑发热，牙痛，泄泻，痢疾，便血。

三、中医调摄

小暑时节是三伏天的开始，是夏季阳气最旺盛的时节。此时的气候特点是湿热，人们常感到心烦不安，食欲减退，疲倦乏力。应当以缓解疲劳、舒畅情志的运动方式为调摄方法。

小暑时节宜晚睡早起，早晨或者晚饭后可以做如散步、打太极拳等活动放松形体，避免大汗淋漓，预防中暑。可选用自然舒展的拉伸动作，以舒缓的节奏进行适度运动。

（一）八段锦——第三段

调理脾胃须单举。本式功法可疏散脾胃气滞，疏通中焦气血，通过本式的拉伸动作，使得足太阴脾经、足阳明胃经得到舒展，主要用于改善脾胃相关病症，如胃脘痛、呕吐嗳气、腹胀便溏等不适症状。

（二）小暑六月节坐功

主治：腿膝腰髀风湿，咽干，喘咳，小腹胀，半身不遂，健忘，脱肛，手腕无力，喜怒无常等。

做法：每天 1～5 时之间，两手于背后撑地，十指指尖朝后，胳膊伸直，左腿向前伸直，脚跟着地，右腿折叠使大腿压住小腿，目视左脚尖，并使身体重心向后移，然后向前移。如此两脚交换，动作相同，各做十五次。最后做叩齿、咽津、吐纳而收功。

（三）三伏贴

"三伏贴"是临床上在三伏天常用的中医护理技术，以冬病夏治为原理，在一年夏季炎热的三伏天中将中药贴敷在特定穴位上或灸在特定的穴位上，可以治疗秋冬发作的疾病。临床常用的穴位有神阙、天枢、中脘、足三里、内关、脾俞、胃俞、膻中、心俞等。

（四）药浴

用纱布包裹药物，加入适量清水，浸泡 20 分钟后，大火煎煮 30 分钟，再将药液倒入浴缸中，加入清水调温度，浸浴即可，有条件的可每日一次。药浴也可以用于局部泡洗。

小暑节气，对于女性皮肤保养，推荐以下药浴方：绿豆、百合、冰片各10 克，滑石、白附子、白芷、白檀香、松霍各 30 克，研成粗末，装纱布袋煎汤浸浴，可使容颜、肌肤白润细腻，并香体驱邪。

第六节　大暑

大暑，是夏季中的最后一个节气，"斗指丙为大暑，斯时天气甚烈于小暑，故名曰大暑"。大暑节气正值"三伏天"里的"中伏"前后，这就意味着最热的日子已经来了。这时候紫外线很强，植物生长很快，人们也被暑热邪气逼得喘不过气来。古代，朝廷会在这个时间段免费向老百姓提供

"伏茶"，放在每个村口的亭里，供路人免费喝。这种"伏茶"是由金银花、夏枯草、甘草等十多味中草药煮成的，有清凉祛暑的作用。那么在大暑的这个节气里，我们应该注意些什么呢？

一、起居调护

（一）暑热勿贪冷

中医学有"阴暑"一说，是为"静而得之""避暑乘凉得之"，意思是指在夏天酷暑之时，人们往往贪凉，露宿太过，或久卧空调房间，或食用生冷瓜果、甜腻之品无度而患此病症，人们在大暑时节对中暑的预防较为重视，但对"阴暑症"往往认识不足。正如《时病论》所说："暑热逼人者，畏而可避，可避者犯之者少。阴寒袭人者，快而莫知。莫知则犯之者多，故病暑者，阴暑居其八九。"

相对的，也有"阳暑"，所谓"动而得之为阳暑，静而得之为阴暑"，所以要避免长时间在烈日下劳作，老年人及体质虚弱者避免在正午烈日下出门，汗出后及时更换衣物，避免出汗后受凉感冒。

（二）睡眠充足

大暑时节，暑多夹湿，造成人体疲乏，充足的睡眠有利于养生。值得注意的是，睡觉的环境不可过凉或过热，房中也不可有对流的空气，即所谓的"穿堂风"；也不可在过于困乏时才睡，应当在微感乏累便开始入睡，保证充足的睡眠，并且在睡眠前不做剧烈运动。睡时要先睡眼，再睡心，逐渐进入深层睡眠；早晨起来，要先醒心，再醒眼，并在床上先做一些简单的运动，再下床。早晨适当做室外运动，呼吸新鲜空气，但中午不宜外出活动。同时，要惜精养神，节制房事。

（三）运动适量

夏天的时候，很多人都喜欢出去运动，但若运动消耗比较大，流失大量的体液就等于流失了我们体内大量的水分。当身体内水分不足，心情便容易烦躁不安。所以在夏天的时候，我们尽量从事一些温和的运动，如打太极。选择比较缓和的运动，能让我们的呼吸平缓，从容不迫，身体内的血管以及经脉有机会得到足够的休息。我们晚上散步的时候可以听一些比较悠闲的音乐；出门游玩一定要做好中暑的防护措施，提前准备好一些解暑的药物，例如风油精。当出门游玩出现恶心，大量出汗以及体热等症状时，要立即赶往阴凉通风处进行休息，然后再喝一些绿豆汤或者淡盐水。

二、饮食调摄

（一）增苦勿贪冷，清淡饮食

大暑为最炎热的节气，暑为阳邪，易伤津耗气，宜多食生津止渴、清淡的食物。这个时候，人体的阳气浮于表，适当食用葱、姜、蒜等，既能防病，也能养生，又能健脾开胃。大暑时节流汗多，需及时补充水分，必要时喝淡盐水，有助于保持电解质平衡。多食苦味食物，不仅有清热作用，还能解热祛暑，消除疲劳。

（二）常用食物

炎热气候让人口干舌燥，饮食宜清淡，少食肥甘厚味，多吃豆类及豆制类食品，如扁豆、绿豆、赤小豆、黑豆等，都可解暑利湿健脾益肾。大暑为阳气最旺的节气，冬病夏治、寒体质的人，可以适当吃点羊肉；易上火体质的人，可以多吃香瓜、西瓜、香蕉、莲藕、西红柿、柿子、甜瓜、黄瓜等。为了防止中暑，平时可以喝点绿豆汤等清热的食物。日常膳食中多吃些营养丰富的食物，如鲤鱼、鲫鱼、牛奶、芹菜、菠菜、海带、山药、莴苣、紫菜等。另外，炎热的夏季应多喝茶，茶含钾丰富，既能消暑，又能补钾，可谓一举两得。

（三）常用中药

1. 石膏

简介：本品为硫酸盐类矿物硬石膏族石膏，主含含水硫酸钙。采挖后，除去杂石及泥沙。

性味归经：甘、辛，大寒。归肺、胃经。

功效：清热泻火，除烦止渴。

主治：温热病气分湿热证，肺热喘咳证，胃火牙痛、头痛，实热消渴，溃疡不敛，湿疹瘙痒。

用法用量：15～60克。

2. 荷叶

简介：本品为睡莲科植物莲的干燥叶。夏、秋二季采收，晒至七八成干时，除去叶柄，折成半圆形或折扇形，干燥处理。

性味归经：苦，涩，平。归心、肝、脾、胆、肺经。

功效：清暑利湿，升阳止血。

主治：暑热病证，脾虚泄泻和多种出血症。

用法用量：3～10克。

3. 沙参

简介：本品为伞形科植物珊瑚菜的干燥根。夏、秋二季采挖，除去须根，洗净，稍晾，置沸水中烫后，除去外皮，干燥；或洗净直接干燥。

性味归经：甘，微寒。归肺、胃经。

功效：养阴清肺，益胃生津，化痰，益气。

主治：肺阴虚，胃阴虚。

用法用量：9～15克。

4. 金银花

简介：本品为忍冬科植物忍冬的干燥花蕾或初开的花。夏初花开前采收，干燥。主产于河南、山东等省。

性味归经：甘，寒。归肺、心、胃经。

功效：清热解毒，疏散风热。

主治：痈肿疔疮，外感风热，温病初起，热毒血痢。

用法用量：6～15克。

5. 鸡骨草

简介：本品为豆科植物广州相思子的干燥全株。全年均可采挖，除去泥沙，干燥处理。分布于广东、广西等地。

性味归经：甘、微苦，凉。归肝、胃经。

功效：破血，通经，杀虫。

主治：黄疸，乳痈，胁肋不舒，胃脘胀痛。

用法用量：15～30克。

6. 积雪草

简介：本品为伞形科植物积雪草的干燥全草。夏、秋二季采收，除去泥沙，晒干。

性味归经：苦、辛，寒。归肝、脾、肾经。

功效：清热利湿，解毒消肿。

主治：湿热黄疸，中暑腹泻，砂淋血淋，痈肿疮毒，跌扑损伤。

用法用量：15～30 克。

（四）常用药膳

1. 凉拌茄子

原料：嫩茄子 500 克，香菜 15 克，蒜、米醋等调味品适量。

做法：香菜洗净切段备用；茄子洗净去皮切段蒸熟，取出晾凉；蒜捣末，放到茄子中，加入香油、米醋、盐、糖、鸡精等调味品拌匀，再加入香菜。

功效：清热通窍，消肿利尿，健脾和胃。

主治：小便不利，食欲缺乏，水肿胀满。

2. 绿豆南瓜汤

原料：南瓜 500 克，绿豆 50 克，食盐少许。

做法：绿豆用清水洗净备用；南瓜去皮、瓤，用清水洗净，切成小块待用；锅内加水 500 毫升，烧开后，下绿豆煮沸 2 分钟，倒入少许凉水，再煮沸；将南瓜入锅，盖上锅盖，用文火煮沸约 30 分钟至绿豆开花，加入少许食盐调味即可食用。

功效：清暑，解毒，利尿。

主治：暑热烦渴，痈肿疮毒，小便不利。

3. 三豆饮

原料：薏苡仁 30 克，绿豆 30 克，赤小豆 30 克，冰糖适量。

做法：将冰糖以外材料洗净后放入锅中，加适量水中火煮开，小火煮熟，加冰糖适量。

功效：清热解暑、健脾利湿。

主治：水肿，小便不利，心烦气急，腹胀。

4. 乌梅陈皮甘草茶

材料：乌梅 30 克，陈皮 6 克，甘草 3 克，冰糖适量。

做法：以上 3 味材料放入锅中加适量水，煮开后加入冰糖适量即可。

功效：固表敛汗，开胃化湿。

主治：食欲缺乏，自汗盗汗，久咳呕吐。

5. 西洋参莲子百合粥

原料：西洋参 10 克，莲子（去芯）30 克，百合 20 克，大米、冰糖适量。

做法：将西洋参、莲子、大米放入锅中，加入适量清水，大火煮沸，米快煮烂时加入百合，煮熟加入冰糖调味即可食用。

功效：健脾益气、益肾养心、生津止渴。

主治：热病后期，自汗盗汗，心悸失眠，神疲乏力。

三、中医调摄

大暑时节是一年中温度最高、阳气最旺盛的时期，中医学素有"冬病夏治"的说法，这时人们应当顺应气候特点，除了调养心神外，还应当注重养护阳气。此时节适宜晚睡早起，避免在中午出行，注意防晒，多饮水，预防中暑，以舒缓的节奏进行适度运动。

（一）五禽戏——鹿奔

本式功法意在疏通督脉经气，具有振奋全身阳气的作用，对颈肩综合征、肩关节周围炎等有防治作用。

（二）大暑六月中坐功

主治：头项胸背风毒，咳嗽，气喘，心烦，胸满，手臂痛，掌中热，脐上或肩背痛，汗出中风，尿多，皮肤痛麻，悲愁欲哭，畏寒发热。

做法：每天 1～5 时之间，盘坐，双手握拳拄在腿前，两臂伸直与肩同宽，两拳眼相对，身体重心前移，上体前俯，扭项转头向左右上方虎视。重心后移，头转向前；重心再前移，头转向右，动作相同，方向相反，左右各做十五次。然后，叩齿、咽津、吐纳而收功。

（三）艾灸或点揉

点揉承山穴、三阴交（图 3 - 6）、阴陵泉和足三里，可健脾胃，有助于运化体内水湿；内湿过重的，还可以用艾条灸肚脐处的神阙穴。

暑多挟湿，"诸湿肿满，皆属于脾"。脾主运湿，所以祛湿的关键在于健脾。用手指从三阴交穴处开始顺着骨缘推到阴陵泉穴，反复地推。推

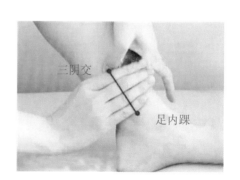

图 3 - 6　三阴交

的过程中去找最痛的点，把它推到不疼了，脾经就通畅了。每天坚持做不仅健脾利湿，还能减肥美容。

（四）三伏贴

"三伏贴"是以冬病夏治为原理，在一年中夏季炎热的三伏天中将中药贴敷在特定穴位上或灸在特定的穴位上，可以治疗秋冬发作的疾病。临床常用的穴位有神阙、天枢、中脘、足三里、内关、脾俞、胃俞、膻中、心俞等。

（五）穴位按揉

大暑过后，进入长夏。中医认为，长夏属土，而脾也属土，与脾相应，因此长夏最宜养脾。而湿则是长夏的主气。体内湿气重，在上则头重如裹；在中则胸脘胀满、胃纳不香；在经络则周身困重，四肢、关节酸痛沉重。因此，长夏保健，当先健脾以祛湿，刺激阴陵泉、丰隆、足三里穴，可以提升脾脏的功能，起到健脾益气的作用，使脾运化水湿功能正常，将身体多余的水分转输到肺肾，通过肺肾的气化功能，化为汗液和尿液排泄出体外，令湿浊消散，诸症解除。

参考文献

[1] 顾远. 入夏之后注意睡好"子午觉"[J]. 人人健康，2021（11）：57.

[2] 白素菊. 立夏时节话养生[J]. 开卷有益-求医问药，2019（05）：66-67.

[3] 祝春燕. 浅谈冬病夏治三伏灸疗法的临床应用体会[J]. 中医临床研究，2012，4（23）：36-37.

[4] 卢娜. 大小暑民俗知多少[J]. 财富生活，2019（13）：78-80.

[5] 黄坚. 中暑一定要分清"阴暑"还是"阳暑"[J]. 健康生活，2021（07）：26-27.

第四章　秋季调摄

　　秋季是春夏秋冬四季之一。阳历为 9 至 11 月，从立秋至立冬前，包括立秋、处暑、白露、秋分、寒露、霜降六个节气。气候由热转寒，阳气渐收、阴气渐长，人体阴阳的代谢也开始从阳转化为阴。因此，根据阴阳转化规律，秋季调摄，不管是精神、作息、饮食还是运动锻炼皆以"收"为主。中医认为天人相应，肺属金，与秋气相应，而"肺为娇脏，喜润恶燥"。因此，从季节养生角度看，金秋养肺最为适宜，所以秋季调摄之道在于养阴防燥。只有顺应秋季节气的特点，才能保持旺盛的精力与活力。

　　秋天是万物成熟收获的季节，也是人体阳消阴长的过渡期。因此，秋季养生，无论从情志、饮食、起居等方面都要顺应"秋收"的自然规律，以"养收"为总的原则。

一、省辛增酸

　　唐代著名医家孙思邈说："秋七十二日，宜省辛增酸，以养肝气。"意思是说，秋天要少吃辛味食品，多吃些酸味食物，以补养肝气。根据中医五行理论，肺属金，肾属水，肝属木。金克木，即肺旺可伤及肝，影响肝的调节气血的功能。而肺主秋，即肺气当令，所以肺的功能偏旺。因此，秋季要贯彻"省辛增酸"的原则，多吃些苹果、石榴、山楂、柠檬、葡萄、杨桃、芒果、柚子等水果，以增强肝脏功能，达到补肝之目的。

二、滋阴防燥

　　秋季，特别是深秋时节，人的阴气盛于外而阳气伏于内，人体精气开始封藏，进食滋补食品比较容易被人体吸收储藏，有利于改善五脏六腑功能，以增强体质，为度过寒冷的冬季打好营养基础，做好物质准备。因此，晚秋时节是中老年人和体质较弱的患者食补的大好时机，进补应以滋阴防燥为主，适应秋季收藏的自然规律，以防阴气内虚。保持阴阳平衡，不宜进补大温大热食物，应选用"补而不峻""防燥不腻"的平补之品，如莲子、桂圆、黑芝麻、红枣、核桃、鸡肉、鸭肉、鲫鱼、猪蹄、南瓜。脾胃虚弱，消化不良的患者可进补山药、扁豆等以健脾补胃、生津益气。

三、食应养肺

肺主秋，肺属金，金旺于秋。《素问·四气调神大论》里说："肺者为阳中之太阴，通于秋气。"这就说明了肺脏与秋天的气候相互适应。秋天，燥金为司令，气候肃杀，干燥，人们容易鼻干喉痛、咳嗽胸痛等。所以，秋季要多吃一些滋阴润燥的食物，如芝麻、菠菜、藕、梨、甘蔗、豆浆、蜂蜜、乌鸡、鸭蛋、猪肺、银耳、燕窝、龟肉等，以防秋燥伤阴。

四、预防秋乏

俗话说得好，"春困秋乏"。到了秋天，气候凉爽宜人，人体出汗减少，机体进入到一个周期性的休整阶段，水盐代谢逐渐恢复平衡，心血管系统的负担得以缓解，消化功能也恢复到常态，此时身体却有一种莫名的疲惫感。防秋乏的最好办法就是适当地进行体育锻炼，但要注意循序渐进，切勿短时间骤增运动强度，并保证充足睡眠。

第一节　立秋

立秋，是秋天的第一个节气，标志着孟秋时节的正式开始。"秋"就是指暑去凉来，也是禾谷成熟的时节。秋季是天气由热转凉，再由凉转寒的过渡性季节。立秋之后仍有一"伏"，三伏天的末伏即在立秋后的第3天，因此气温仍可能反复，"秋老虎"依然存在。

一、起居调护

（一）晚睡早起

立秋时属于初秋，应该延续夏季晚睡早起的习惯，晚睡顺应阴气，早起顺应阳气。而到了中秋和晚秋就需要早睡早起，顺应自然变化。早睡滋养阴气，早起顺应阳气。秋季睡眠养生能够帮助人们精力充沛，避免秋乏的发生。

（二）预防感冒

进入秋天，由于天气干燥、湿度低，而且早晚的温差较大，人们若不注意防护，容易患上感冒，或导致呼吸道黏膜干燥，抵抗力也会明显降低，所以秋季一定要多喝水。

二、饮食调摄

（一）燥则润之

中医提倡"治未病"，应遵循"燥则润之"的原则。秋天饮食调养应以滋阴润燥、生津止渴为主。饮食以清淡为主，少吃油腻的食物，多吃青菜、水果、蛋白质含量高的食物。"燥邪"的特点概括地说就是"燥胜则干"，即燥邪会导致阴津耗损，出现皮肤干燥和体液丢失等情况。所以秋天每日至少要比其他季节多喝500毫升以上的水，以保持肺脏与呼吸道的正常湿润度，饮水宜多次少量。若活动量大、出汗多，应增加饮水量。民间有"朝朝盐水，晚晚蜜糖水"的说法，即早晨饮淡盐水，晚上适当喝一些蜜糖水，对改善秋燥有一定帮助。

（二）常用食物

秋季天气非常的干燥，燥而伤津，大肠蠕动速度减慢，容易便秘，所以要多吃些蔬菜、水果类的膳食纤维食物。同时可选择些生津止渴、润肠去燥的水果，如梨、苹果、香蕉等。可选择山药、紫薯、芋头、马铃薯等薯类来代替一部分主食，不仅可调理肠道，还可以补充维生素和矿物质。

（三）常用中药

1. 太子参

简介：本品为石竹科植物孩儿参的干燥块根。分布于辽宁、内蒙古、河北、陕西、山东、江苏、安徽、浙江、江西、河南、湖北、湖南、四川等地。

性味归经：味甘、微苦，性平。归脾、肺经。

功效：补益脾肺，益气生津。

主治：肺虚咳嗽、脾虚食少、心悸、怔忡、水肿、消渴、精神疲乏。

用量：5～10克。

摘自《中华人民共和国药典》。

2. 百合

简介：本品是百合科百合属植物，属野百合的一个变种。分布于中国河北、山西、河南、陕西、湖北、湖南、江西、安徽和浙江。生于海拔 300 ～ 920 米的山坡草丛中、疏林下、山沟旁。百合是一种药食兼用的保健食品和常用中药。鲜花含芳香油，可作香料；鳞茎含丰富淀粉，是一种名贵食品，亦作药用，有润肺止咳、清热、安神和利尿等功效。

性味归经：味甘，性寒。归心、肺经。

功效：养阴润肺，清心安神。

主治：阴虚燥咳，劳嗽咯血，虚烦惊悸，失眠多梦，精神恍惚。

用量：5 ～ 10 克。

3. 石斛

简介：本品又名仙斛兰韵、不死草、还魂草、紫萦仙株、吊兰、林兰、禁生等。茎直立，肉质状肥厚，稍扁的圆柱形，长 10 ～ 60 厘米，粗达 1.3 厘米。

性味归经：味甘，性微寒。归胃、肾经。

功效：益胃生津，滋阴清热。

主治：热病津伤，口干烦渴，胃阴不足，食少干呕，病后虚热不退，阴虚火旺，骨蒸劳热，目暗不明，筋骨痿软。

用量：3 ～ 9 克。

4. 玉竹

简介：本品为百合科植物玉竹的干燥根茎。分布于黑龙江、吉林、辽宁、河北、山西、内蒙古、甘肃、青海、山东、河南、湖北、湖南、安徽、江西、江苏、台湾等地。

性味归经：味甘，性微寒。归肺、胃经。

功效：养阴润燥，生津止渴。

主治：肺胃阴伤，燥热咳嗽，咽干口渴，内热消渴。

用量：5 ～ 10 克。

5. 川贝母

简介：本品为百合科植物川贝母的干燥鳞茎。按性状不同分别习称"松贝""青贝""炉贝"和"栽培品"，是润肺止咳的名贵中药材，应用历史悠久，驰名中外。

性味归经：味苦、甘，性微寒。归肺、心经。

功效：清热润肺，化痰止咳，散结消痈。

主治：肺热燥咳，干咳少痰，阴虚劳嗽，痰中带血，瘰疬，乳痈，肺痈。

用量：3～10克。

6. 牛大力

简介：牛大力又叫猪脚笠、山莲藕、金钟根、倒吊金钟、大力薯。牛大力为豆科崖豆藤属植物美丽崖豆藤，是传统的药食同源植物，以根入药，经济价值与药用价值极高。它除了入药煎剂外亦常为广东民间入汤作食疗、药膳之用。

性味归经：味甘，性平。归肺、肾经。

功效：补虚润肺，强筋活络。

主治：腰肌劳损，风湿性关节炎，肺结核，慢性支气管炎，慢性肝炎，遗精，白带。

用量：5～10克。

7. 黄精

简介：本品为百合科植物滇黄精、黄精或多花黄精的干燥根茎。按形状不同，习称"大黄精""鸡头黄精""姜形黄精"。

性味归经：味甘，性平。归脾、肺、肾经。

功效：补气养阴，健脾，润肺，益肾。

主治：脾胃气虚，体倦乏力，胃阴不足，口干食少，肺虚燥咳，劳嗽咯血，精血不足，腰膝酸软，须发早白，内热消渴。

用量：9～15克。

选自《中华人民共和国药典》。

8. 女贞子

简介：本品为木樨科植物女贞的果实。冬季果实成熟时采摘，除去枝叶晒干，或将果实略熏后，晒干；或置热水中烫过后晒干。

性味归经：味苦、甘，性平。归肝、肾经。

功效：补肝肾，强腰膝。

主治：阴虚内热，头晕，目花，耳鸣，腰膝酸软，须发早白。

用量：5～10克。

（四）常用药膳

1. 霸王花煲猪骨汤

原料：扇骨500克，霸王花3颗，红枣3颗，生姜1块，黄酒、香醋、盐适量。

做法：扇骨用流动的水冲洗干净。霸王花用清水浸泡15分钟，冲洗干净。扇骨加生姜，凉水入锅，大火煮开约2分钟，边煮边撇去浮沫。焯水后的扇骨捞出，如果浮沫较多可用温水洗净。将扇骨、霸王花、红枣放入砂煲，加适量开水。大火烧开后加入少许黄酒、数滴香醋。转小火煲约2小时，加少许盐调味。

功效：消暑祛燥、清热润肺、滋补养颜。

主治：肺热咳嗽，肺痨，瘰疬，疔腮。

2. 百合银耳莲子粥

原料：百合20克、银耳40克、莲子15克、糯米80克、冰糖适量。

做法：将百合、银耳、莲子、糯米洗净煮粥，熟时加入冰糖食用。

功效：润肺生津、养胃提神、健脾止泻、清心安神。

主治：脾胃虚弱所致腹泻、心神不宁导致的失眠等。

3. 山药鸡朊

原料：鸡朊250克，鲜山药100克，青豆30克，葱、姜各10克，料酒15克，精盐2克，酱油5克，白糖3克，胡椒粉、味精各1克，湿淀粉50克，香油3克，鸡汤、菜油适量。

做法：鸡朊、山药洗净切片，生姜切末，葱切花。置鸡朊于碗内，精盐、料酒、胡椒粉拌匀上味。另取一碗调入酱油、白糖、味精、鸡汤、湿淀粉，兑勾芡汁。锅烧热，加菜油烧至六七成热，下朊片滑散，也就是贴着锅边滑入，捞出沥油。锅内留底油50毫升，下姜末，煸炒至香，将鸡朊、青豆、山药入锅翻炒数下，倒入兑勾好的滋汁勾芡翻匀，撒上葱花，淋上香油，起锅装盘。

功效：健脾和胃，消食化积。

主治：脾虚食少，腹胀泄泻，小儿疰夏疳积。

4. 青头鸭羹

原料：青头鸭1只，青橄榄五个，赤小豆250克，食盐、葱花适量。

做法：青头鸭宰杀褪毛去内脏，洗净备用。赤小豆洗净，连同青橄榄塞入鸭腹，可缝扎避免漏出。鸭子加水炖煮，加料酒去腥，炖熟后加入食盐、葱花。

功效：健脾利湿，开胃解乏。

主治：痰湿困脾，脾失健运所致的消化不良。

5. 石斛洋参乌鸡汤

材料：乌鸡一只，石斛 15 克，西洋参 30 克，山楂 15 克，姜片、葱段、料酒、盐、鸡精适量。

做法：乌鸡宰杀洗净，斩块；西洋参、山楂、石斛洗净；锅内烧开水后放入乌鸡鸡肉煮 5 分钟后捞出洗净放入瓦煲，再加入西洋参、山楂、石斛、姜片、葱段、料酒和适量清水，大火煮沸，改小火煲 2 小时，加盐、鸡精调味即可。

功效：补中益气，生津，恢复体力，抗疲劳。

主治：平素体质较差、气短乏力、容易疲劳者。

三、中医调摄

人经过漫长的炎夏酷暑，耗散了大量的元气精血，进入秋季，人体处于懈怠松弛之态而表现为"秋乏"。运动应当以舒缓柔和为主，防汗出伤阴，阳气随之而耗。

（一）立秋七月节坐功

每日清晨盘坐，上体前俯，两臂伸直以撑地，两臂分开与肩同宽，然后含胸缩体，屏住呼吸，耸身向上，重心前移，稍停，还原，如此反复 36 次。上下牙齿相叩，叩齿 36 次，漱津几次，待津液满口分 3 次咽下，意想把津液送至丹田，如此漱津 3 次，一呼一吸为一息，如此 36 息而止。此功法可补虚益气、调畅气机，改善口苦、痞满、心胁痛等不适。

（二）"四"字吐纳养生法

坚持"四"字补肺功，有保肺健身的功效。

清晨洗漱后，在室内闭目静坐，先叩齿 30 次，再用舌在口中顺时针搅动，待口里液满，漱练几遍，分 3 次咽下，并意送至丹田，稍停片刻，缓慢做腹式深呼吸。吸气时，舌舔上腭，用鼻吸气，并意送至丹田。再将气慢慢从嘴中呼出，呼气时要默念"四"字，口型为两唇微后收，上下齿相合而小接触，舌尖捕上下之缝，微出，但不要出声，如此反复 30 次。

（三）穴位按摩

1. 大椎穴（图 4-1）在颈部，第 7 颈椎棘突下凹陷处。可点按、揉搓大椎穴 60 秒。若体寒或秋冬易感冒者，可用艾条温灸此穴。作用为益气壮阳，可预防感冒，改善落枕及颈肩等不适。

2. 关元穴在下腹部、前正中线上，脐下 3 寸（10 厘米）。按摩方法：用两手中指适当用力按揉此穴，每次按摩 5 分钟，早晚各 1 次。亦可用摩腹法，即双手叠加，按关元穴所在区域，轻柔、顺时针打圈按摩。作用为培元固本、回阳固脱、收敛阳气，适用于体质虚弱、腰背酸痛、活动后容易出汗的人。

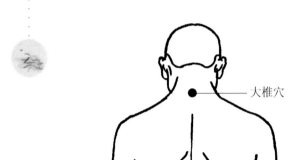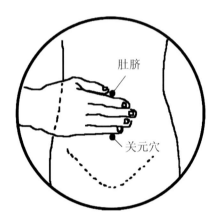

图 4 - 1　大椎穴

（四）中医护理

中医定向透药，是指在定向透药仪的导引下，将治疗药物贴黏贴于相应穴位或阿是穴及疼痛点上，直接从皮肤定向地将药物推送到组织伤害病灶部位，以行气活血、疏筋通络、消炎镇痛。

1. 肉桂 + 沉香 + 姜汁：使用透药贴外敷肺俞穴 20 分钟，具有止咳的功效。

2. 生半夏 + 砂仁米 + 姜汁：使用透药贴外敷神阙穴 20 分钟，具有止呕的功效。

3. 吴茱萸 + 白醋：使用透药贴外敷涌泉穴 20 分钟，具有缓解腹胀、减轻恶心呕吐的功效。

第二节　处暑

处暑，又为"出暑"，《月令七十二候集解》说："处，止也，暑气至此而止矣。"处"是躲藏、终止的意思，表示炎热即将过去，暑气将于这一天结束，是代表气温由炎热向寒冷过渡的节气。

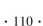

一、起居调护

（一）春捂秋冻

"春捂秋冻"是古人一条非常实用的"生活谚语"，"春捂"是为了帮助气血走表散热，促进阳气生发；"秋冻"是为了气血入里保存热量，促进阳气潜降。因此，处暑后要使身体有一些凉意，不要天一冷就穿很厚的衣服。而且初秋是"冷"并没有感觉到"寒"，"皮肉之冷"是可以忍耐的，而采取"秋冻"对于适应与抗御后来冬天的严寒都有很大的好处，从机体适应能力上看，也可以说符合季节之间的"惯性原理"。

（二）不宜过早"大补"

处暑时，人们会由于天气炎热而食欲下降，但身体的各项消耗却不少，所以处暑时可以适当吃些补品，这对身体是有很多好处的。不过同时也要避免乱补，尤其不要盲目服用人参、鹿茸、甲鱼、阿胶等营养极为丰富的补品。

二、饮食调摄

（一）少食肥甘，清淡为宜

肥甘是指肥腻味甘的食物，如动物脂肪、煎炸类、甜食等。这类食品虽口感香甜，但不能过量食用。现代医学研究已经证实，过量食用肥甘厚味是引起老年人高血压、冠心病、动脉硬化以及糖尿病等心血管疾病的危险因素之一。

（二）少辛增酸

处暑时节要多吃酸味水果，如山楂、梅子等，而西瓜、梨子这类大寒的瓜果，则要少吃甚至不吃。"少辛"是因为味辛的食物具有发散的作用，会导致人体出汗，容易受凉感冒，所以处暑后不宜吃辣椒、生姜、花椒等辛热食物。

（三）常用食物

处暑进补时最好选择"补而不峻""润而不腻"的平补之品，这样不仅滋补营养，还容易消化吸收。蔬菜如胡萝卜、茭白、南瓜、藕、百合、番茄、荠菜、平菇、冬瓜、荸荠等；水果如梨、柿子、柑橘、香蕉等；水产、肉类如黄鳝、海蜇、海带。患有慢性疾病或有食物、药物过敏的人，不要擅自选择补品，而要在医生的指导下进行进补，以取得更好的效果。

（四）常用中药

1. 麦冬

简介：本品为百合科植物麦冬（沿阶草）的干燥块根。

性味归经：性微寒，味甘、微苦。归心经、肺经、胃经。

功效：养阴生津、润肺清心。

主治：肺燥干咳，虚痨咳嗽，津伤口渴，心烦失眠，肠燥便秘。

用法用量：5～10克。

2. 百合

简介：本品为百合科植物麝香百合的肉质鳞叶。百合为多年生草本，高45～90厘米，鳞茎近球形，直径约5厘米。茎直立，绿色。

性味归经：性寒，味甘。归心经、肺经。

功效：养阴润肺、清心安神。

主治：阴虚燥咳，虚热上扰、失眠、心悸及胃脘疼痛等。

用法用量：5～10克。

3. 决明子

简介：本品为豆科植物决明或小决明的干燥成熟种子，以其有明目之功而名之。秋季采收成熟果实，晒干，打下种子，除去杂质。

性味归经：性微寒，味苦、甘、咸。入肝、肾、大肠经。

功效：润肠通便，明目降脂。

主治：目赤涩痛，畏光多泪，头痛眩晕，目暗不明，大便秘结。

用法用量：9～15克。

4. 陈皮

简介：本品为芸香科植物橘及其栽培变种的干燥成熟果皮。药材分为陈皮和广陈皮。采摘成熟果实，剥取果皮，晒干或低温干燥。

性味归经：性温，味苦、辛。归肺、脾经。

功效：理气健脾，燥湿化痰。

主治：目赤涩痛，畏光多泪，头痛眩晕，目暗不明，大便秘结。

用法用量：3～10克。

5. 化橘红

简介：广东省茂名市化州市特产，中国国家地理标志产品。

性味归经：味辛、苦、温。归肺脾经。

功效：散寒、燥湿、利气、消痰。

主治：风寒咳嗽，喉痒痰多，食积伤酒，呕恶痞闷。

用法用量：5～10克。

6. 五味子

简介：五味子为木兰科植物五味子的干燥成熟果实，习称"北五味子"。秋季果实成熟时采摘，晒干或蒸后晒干，除去果梗及杂质。唐代《新修本草》载"五味皮肉甘酸，核中辛苦，都有咸味"，故有五味子之名。五味子分为南、北二种。古医书称它荎蕏、玄及、会及，最早列于神农本草经上品中药。

性味归经：性温，味酸、甘。归肺、心、肾经。

功效：收敛固涩，益气生津，补肾宁心。

主治：久咳虚喘，梦遗滑精，遗尿尿频，久泻不止，自汗盗汗，津伤口渴，内热消渴，心悸失眠。

用法用量：5～10克。

7. 乌梅

简介：乌梅，中药名，为蔷薇科植物梅的干燥近成熟果实，我国各地均有栽培，以长江流域以南各省最多。

性味归经：性平，味酸、涩。归肝、脾、肺、大肠经。

功效：敛肺，涩肠，生津，安蛔。

主治：肺虚久咳，久泻久痢，虚热消渴，蛔厥呕吐腹痛。

用法用量：5～10克。

（1）治久咳不已：乌梅肉（微炒）、御米壳（去筋膜，蜜炒），等分为末。每服二钱（10克），睡时蜜汤调下。（《本草纲目》）

（2）治小儿头疮，积年不瘥：乌梅肉烧灰细研，以生油调涂之。（《圣惠方》）

8. 豆蔻

简介：豆蔻为肉豆蔻科肉豆蔻属常绿乔木植物。小乔木，幼枝细长，该种为热带著名的香料和药用植物，冬、春两季果实成熟时采收。其种仁入药，可治虚泻冷痢、脘腹冷痛、呕吐等；外用可作寄生虫驱除剂，治疗风湿痛等。此外，还可作调味品、工业用油原料等。肉豆蔻是一种重要的香料、药用植物。

性味归经：味辛、苦、温。归肺、胃、大肠经。

功效：温中行气，涩肠止泻。

主治：温中涩肠，行气消食，主虚泻，冷痢，脘腹胀痛，食少呕吐，宿食不消。

用法用量：5～10 克。

（四）常用药膳

1. 沙参百合老鸭汤

原料：北沙参、百合、麦冬各 30 克，老鸭肉 500 克，陈皮 5 克，生姜两片，盐适量。

做法：除盐外，以上食材洗净后一同入煲，加水适量，大火煮沸后，转小火煲一个半小时，加盐调味即可。

功效：益胃生津、滋阴润燥。

主治：皮肤及口鼻黏膜干燥、大便干结。

2. 川贝银耳鹧鸪汤

原料：鹧鸪 300 克，川贝、南杏各 15 克，银耳 30 克，蜜枣两枚，盐适量。

做法：鹧鸪宰杀后洗净切块，川贝、南杏、银耳、蜜枣洗净后一同放入煲中，加水适量，煲一个半小时，加盐调味即可。

功效：滋阴润燥、化痰止咳。

主治：阴虚肺燥或温燥伤肺、咳嗽有痰。

3. 青椒拌豆腐

原料：豆腐 2 块，青椒 2 个，香油、盐、味精各适量。

做法：豆腐用开水烫熟，捞出放凉，切成小方块；青椒用开水焯熟，切碎。将豆腐、青椒及香油、盐、味精等搅拌均匀，盛入盘内即可。

功效：宽中益气，生津润燥。

主治：胃口欠佳、食欲不振。

4. 沙参粥

原料：沙参 15～30 克，粳米 60 克，冰糖少量。

做法：先将沙参切碎，加水煎取药汁后去药渣，然后将药汁与粳米放入砂锅，再加水适量，以文火煮粥，待粥将熟时，加入冰糖调味即可。

功效：滋阴清热、祛痰止咳、润肺养胃。

主治：肺热咳嗽、咳喘气短。

5. 橘红炖川贝

材料：甘草 5 克，化橘红 10 克，川贝 10 克，半夏 5 克，瘦肉 50 克，盐少许。

做法：除盐外，将上述材料洗净后加水 200 毫升，隔水蒸炖 2 小时，加少许盐调味即可。

功效：理气化痰，宣肺止咳。

主治：慢性支气管炎（证属痰浊内蕴，表现为痰白黏稠）。

三、中医调摄

处暑节气运动强度不宜太大，应尽量选择运动量较小的活动，如慢走、太极等，避免大量出汗伤及阳气和损伤筋骨。

（一）润肺小功法

具体做法是：站立，双脚与肩同宽，两手垂直放在身体的两侧，两手掌缓慢向上抬至胸前，内翻向下，上身轻度弯曲，两只胳膊向前伸直，再做水平运动至身体两侧，大大地吸一口气憋住，同时头缓慢向左右转动，10 ～ 20 秒后缓慢吐气放松，身体恢复正常体位，反复做 5 ～ 6 次，早晚各一次最佳。处暑是养肺的最佳时期，进行简单的润肺调摄法，可以很好地养肺益气，减少呼吸系统疾病的发生。

（二）按压涌泉穴

涌泉穴（图 4 - 2）是足少阴肾经的常用腧穴之一，位于足底部，蜷足时足前部凹陷处，当足底第 2、3 跖趾缝纹头端与足跟连线的前 1/3 与后 2/3 交点上。主治肺系病证，大便难，小便不利，奔豚气。方法是用中指或食指由脚心向脚趾方向按摩，经常按摩涌泉穴，有补肾壮阳、增精益髓、强筋壮骨、益寿延年的功效。

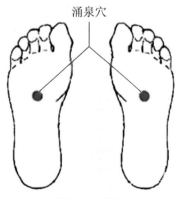

图 4 - 2　涌泉穴

（三）摩腹养生法

唐代名医孙思邈把"常以手摩腹"作为养生之道。现代医学证明，摩腹不仅可以调节胃肠道蠕动，而且还能加强胃肠道的气血循环，预防胃肠消化功能失调。

具体做法：排空小便，以仰卧位姿势，全身肌肉放松，以两手的掌根按在剑突下（即心窝部），先左后右按摩画圆各转 21 圈；掌根由剑突穴向下按摩，边按摩边移动，按摩至耻骨联合处为止，反复 21 次；由耻骨联合处向两边分别按摩而上，边按摩边移动，按摩至剑突下为止；以脐为中心，用右手掌向左绕按摩 21 圈，再以左手掌向右绕按摩 21 圈（图 4 - 3）。肿瘤或急腹症者禁止摩腹。

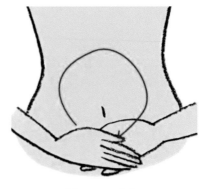

图 4 - 3　摩腹

（四）中医护理

穴位贴敷是以中医的经络学为理论依据，把药物研成细末，用水、醋、酒、蛋清、蜂蜜、植物油、清凉油、药液调成糊状，或将中药汤剂熬成膏，或将药末散于膏药上，再直接贴敷穴位、患处（阿是穴），用来治疗疾病的一种无创痛穴位疗法。

1. 姜夏脐疗：外敷神阙穴 4～6 小时有止呕的作用。

2. 肉桂＋吴茱萸＋白醋：外敷神阙穴 4～6 小时具有降血压、治疗失眠的功效。

3. 大黄粉＋姜汁：具有通便的功效，利用大黄通腑醒浊的功效，达到治疗便秘的作用。

第三节　白露

白露是秋天的第三个节气。《月令七十二候集解》中说："八月节……阴气渐重，露凝而白也。"天气渐转凉，到了白露，阴气则逐渐加重，清晨的露水日益增多，凝结成一层白白的水雾，便是白露。所以进入"白露"，是天气已经转凉的标志。

一、起居调护

白露身不露，着凉易泻肚。

因气温逐渐降低，白露时节要注意避免受凉。如果因保暖不佳而受凉，很容易引发疾病。尤其是腹部，更应注意保暖，否则脾胃受寒，很容易出现腹泻、腹痛等肠胃症状。

二、饮食调摄

（一）滋阴防津伤，润燥化干症

白露的饮食原则是通过多吃滋阴益气、生津润燥的食物，来缓解秋燥带来的问题，如口干、唇干、鼻干、咽干、大便干结、皮肤干裂等。比较适合在这个时节食用的食物有百合、芝麻、蜂蜜、莲藕、杏仁、大枣等，当然，也应适当多喝水、多吃新鲜蔬菜和水果。

（二）减苦增辛

在夏季，心火当令，心火旺则克肺金，所以，要扶肺气。在阴阳五行中，辛主发散，苦主沉降，辛味入肺，所以要增辛以养肺气。苦味不利于阳气的升发。因此，白露时应适当吃些辛味食物，如香菜、韭菜、米酒等；少吃苦味食物，如苦瓜等。适当增加辛味食物可以助行肝气，以免肝木受肺金克制而致肝郁气滞。

（三）常用食物

白露是典型的秋季气候，秋燥状况更为明显，而燥邪易灼伤津液，使人出现口干、唇干、鼻干、咽干、大便干结等症状，需继续加强养肺益气、滋阴润燥的工作。预防燥邪伤人除了要多喝水、多吃新鲜蔬菜、水果外，还宜多食百合、芝麻、蜂蜜等滋阴益气、生津润燥食物。

（四）常用中药

1. 大枣

简介：大枣又名红枣、干枣、枣子，起源于我国，在我国已有八千多年的种植历史，自古以来就被列为"五果"（栗、桃、李、杏、枣）之一。红枣富含蛋白质、脂肪、糖类、维生素 C、维生素 P 以及钙、环磷酸腺苷等营养成分。因其中维生素 C 的含量在果品中名列前茅，大枣有维生素王之美称。

性味归经：味甘，性温。归脾、胃经。

功效：补中益气，养血安神。

主治：用于脾虚食少，乏力便溏，妇人脏躁。

用量：5～10 克。

2. 阳春砂仁

简介：砂仁，以原产于广东阳春市的阳春砂仁质量最好。为姜科植物阳春砂、绿壳砂或海南砂的干燥成熟果实。夏、秋二季果实成熟时采收，晒干或低温干燥。

性味归经：味辛，性温。归脾、胃、肾经。

功效：行气调中，和胃，醒脾。

主治：腹痛痞胀，胃呆食滞，噎膈呕吐，寒泻冷痢，妊娠胎动。

用量：5～10 克。

3. 广藿香

简介：本品又名合香、苍告、山茴香等，是唇形目、唇形科、藿香属多年生草本植物，茎直立，高0.5～1.5米，四棱形，粗达7～8毫米；叶心状卵形至长圆状披针形；花冠淡紫蓝色，长约8毫米；成熟小坚果卵状长圆形，长约1.8毫米，宽约1.1毫米；花期6～9月，果期9～11月。《2010版药典1部》规定只有广藿香的地上干燥部分可入药。枝叶茂盛时采割，日晒夜闷，反复至干。

性味归经：味辛，性微温。归脾、胃、肺经。

功效：芳香化浊，和中止呕，发表解暑。

主治：湿浊中阻，脘痞呕吐，暑湿表证，湿温初起，发热倦怠，胸闷不舒，寒湿闭暑，腹痛吐泻，鼻渊头痛。

用量：3～10 克。

4. 桔梗

简介：本品别名包袱花、铃铛花、僧帽花，多年生草本植物，茎高20～120厘米，通常无毛，偶密被短毛，不分枝，极少数上部分枝。

性味归经：味苦、辛，性平。归肺经。

功效：宣肺，利咽，祛痰，排脓。

主治：咳嗽痰多，胸闷不畅，咽痛音哑，肺痈吐脓。

用量：5～10 克。

5. 佩兰

简介：本品为菊科植物佩兰的地上干燥部分。夏、秋二季分两次采割，除去杂质，晒干。

性味归经：味辛，性平。归脾、胃、肺经。

功效：有芳香化湿，醒脾开胃，发表解暑的作用。

主治：湿浊中阻，脘痞呕恶，口中甜腻，口臭，多涎，暑湿表证，湿温初起，发热倦怠，胸闷不舒。

用量：3～6 克。

备注：阴虚血燥，气虚者慎用（《临床常用中药手册》）。

6. 苍术

简介：本品为菊科植物茅苍术或北苍术的干燥根茎。春、秋二季采挖，除去泥沙，晒干，摘去须根。

性味归经：味辛、苦，性温。归脾、胃、肝经。

功效：燥湿健脾，祛风散寒，明目。

主治：湿阻中焦，脘腹胀满，泄泻，水肿，脚气痿蹙，风湿痹痛，风寒感冒，夜盲，眼目昏涩。

用量：5～10 克。

禁忌：忌桃、李、雀肉、菘菜、青鱼（《本草纲目》）。

7. 草果

简介：草果是姜科豆蔻属多年生草本植物，茎丛生，高可达 3 米，全株有辛香气。草果是药食两用中药材大宗品种之一，草果作调味香料；全株可提取芳香油。

性味归经：味辛，性温，无毒。入脾经、胃经。

功效：燥湿除寒，祛痰截疟，健脾开胃，利水消肿。

主治：疟疾，痰饮痞满，脘腹冷痛，反胃，呕吐，泻痢，食积。

用量：3～6 克。

8. 厚朴

简介：本品为木兰科植物厚朴或凹叶厚朴的干燥干皮、根皮及枝皮。4～6 月剥取，根皮和枝皮直接阴干；干皮置沸水中微煮后，堆置阴湿处，"发汗"至内表面变紫褐色或棕褐色时，蒸软，取出，卷成筒状，干燥。

性味归经：味苦、辛，性温。归脾、胃、肺、大肠经。

功效：燥湿消痰，下气除满。

主治：湿滞伤中，脘痞吐泻，食积气滞，腹胀便秘，痰饮喘咳。

用法用量：5～10 克。

（1）治腹满而大便秘：与厚朴、大黄、枳实配伍。（《金匮要略》）

（2）治疗痰饮阻肺，肺气不降，咳喘胸闷者：本品能燥湿消痰，下气平喘。与紫苏子、陈皮、半夏等同用。（《和剂局方》）

（五）常用食谱

1. 柚子鸡

材料：柚子（越冬最佳）一个，公鸡一只，精盐适量。

做法：公鸡去毛、内脏洗净，柚子去皮留肉。将柚子放入鸡腹内，上锅蒸熟，出锅时加入精盐调味即可。

功效：补肺益气，化痰止咳。

主治：痰湿蕴肺的咳嗽、咳痰、气短等。

2. 乌梅汤

材料：大枣 20 克、乌梅 20 克、冰糖适量。

做法：把大枣、乌梅分别洗净，一起放入汤锅内。往锅内加入适量的清水，大火烧开，以文火取汁，最后放入冰糖融化即成汤。

功效：滋阴、益气、敛汗。

主治：阴津亏虚所致的烦热口渴、气短神疲、盗汗不止等。

3. 薏米苍术砂仁煲冬瓜

材料：苍术 30 克，砂仁 10 克，薏米 50 克，冬瓜 500 克，猪骨 500 克，荷叶 1 块，少量盐。

做法：除盐外，将其他材料洗净备用，冬瓜洗净后切成小块，锅中放清水 2000 毫升，煮开后放入上述材料，同煮 1 小时后加少许盐调味即可。

功效：健脾渗湿，老少咸宜，宜作湿热季节的保健汤水。

主治：脾虚湿盛、消化不良。

4. 藿香砂仁煲猪肚

材料：藿香 20 克，猪肚约 500 克，砂仁 10 克，生姜 3 片。

做法：猪肚用生粉搓洗干净后切成小条，放入藿香、砂仁、生姜，加水 2000 毫升同煮 2 小时后调味即可。

功效：理气宽中止呕。

主治：湿浊中阻，脘痞呕吐，暑湿表证。

5. 马齿苋藿香煲瘦肉

材料：马齿苋 250 克，藿香 20 克，瘦肉 250 克。

做法：瘦肉洗净后切成小块，放入藿香、马齿苋，加水 1000 毫升后煮 1 小时即可饮用。

功效：清热除湿，理气止泻。

主治：小儿秋季腹泻，证属肠道湿热者更为适宜。

三、中医调摄

白露前后，白天气候宜人，天高气爽，可根据个人情况，依据形气神三位一体的中医生命观，进行一些传统功法的锻炼，比如八段锦、五禽戏、太极拳等。

（一）调摄功法：白露坐功

每日 3～5 时之间练此功，正坐，两手按住膝部，头颈慢慢转向一侧，左右方向各做 3～5 次，然后叩齿 36 次，调息吐纳，津液咽入丹田 9 次。用于风气留滞腰背经络、畏寒发抖、疟疾、多汗、流鼻血、口舌生疮溃烂、颈肿痛喑哑、面色灰暗、呕吐、呵欠、手舞足蹈等症的治疗。

（二）调节情志

白露时，自然界已现"花木凋零"景象，这一时节，人很容易出现消极、抑郁不舒的情绪。为了避免不良情绪影响，我们应收敛神气，保持心境平和。

（三）中医护理

灸法，选择足三里穴（图 4 - 4），具体的位置是自下向上触摸小腿的外侧，在膝盖骨右下方凹陷处，沿此凹陷向下约四指长即为足三里穴。艾灸可以选用直接灸，即将艾条置于穴位上方约 2～3 厘米处，艾灸至穴位发热后，再适当调整穴位与艾条之间的距离，每次艾灸的时间控制在 30 分

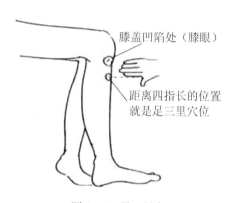

膝盖凹陷处（膝眼）

距离四指长的位置就是足三里穴位

图 4 - 4　足三里穴

钟左右为宜，每日皆可进行。足三里穴具有补脾胃之效，脾胃可以参与运送水湿，水湿除则体健。因其具有祛除水湿之效，同样可用于减肥。艾灸最好在医师指导下进行，避免操作不当损伤皮肤。

第四节　秋分

秋分也称降分，在《月令七十二候集解》曰："八月中……解见秋分"。"分"是昼夜平分之意，同春分一样，此日太阳直射地球赤道，昼夜相等。《春秋繁露·阴阳出入上下篇》中说："秋分者，阴阳相半也，故昼夜均而寒暑平。"分"为"半"之意。而"秋分"正好是从立秋到霜降 90 天的一半，我国南方地区的气候由这一节气起才入秋。

一、起居调护

（一）秋三月，早卧早起，与鸡俱兴

秋分之后，睡眠时间应逐渐调整至早睡早起的状态，即晚上 9～10 时入睡，早上 6～7 时起床。早睡以顺应收藏阴精，以养"收"气；早起则顺应舒长阳气，使肺气得以舒展。

（二）常笑宣肺

在精神调摄方面，秋季气候渐转干燥，日照减少，气温渐降，人们的情绪难免有些忧愁，故有"秋风秋雨愁煞人"之言。所以这时，人们应宁心安神。中医有"常笑宣肺"一说。不同程度的笑对呼吸器官、胸腔、内脏、腹部、肌肉等都有适当的舒张、协调作用。

二、饮食调摄

（一）少辛增酸

少辛，是指要少吃一些辛辣、油腻的食物，这是因为肺属金，通气于秋，肺气盛于秋。少吃辛味，防肺气太盛。中医认为，金克木，肺气太盛可损伤肝的功能，故在秋天要"增酸"，以增加肝脏的功能，抵御过剩肺气之侵入。中医的"酸"除了味道外，更多是指其收敛、固涩的药性。酸入肝，可起到养肝补肝的作用，亦有滋阴效果。

（二）常用食物

莲藕味道甘甜，具有清热降火、润肺止咳的作用，还富含多种微量元素，所以在秋分来临的时候，可以常吃莲藕，提高人体的免疫功能；白萝卜具有消食、促进肠胃蠕动等作用，如果在秋天吃了太多肉类食物，可以多吃白萝卜，能够帮助人体排出毒素。

（三）常用中药

1. 巴戟天

简介：本品为茜草科植物巴戟天的干燥根。全年均可采挖，将根洗净，除去须根，晒至六七成干，轻轻捶扁，晒干。生于山谷溪边、山地疏林下或

栽培，分布于福建、广东、海南、广西等地。

性味归经：性微温，味甘、辛。归肾经、肝经。

功效：补肾助阳、强筋壮骨、祛风除湿。

主治：阳痿、阴冷、宫寒不孕、风寒湿痹等疾病。

用量：5～10克。

2. 沉香

简介：本品为瑞香科植物白木香含有树脂的木材。分布于广东、海南、广西、福建等地。目前广东电白、中山等地区已成为沉香的主要生产基地之一。

性味归经：味辛、苦，性微温。归肾经、脾经、胃经。

功效：行气止痛、温中止呕、纳气平喘。

主治：胸腹胀闷疼痛、胃寒呕吐呃逆、肾虚气逆喘急。

用量：5～10克。

3. 佛手

简介：果实在成熟时心皮分离，形成细长弯曲的果瓣，状如手指，故名佛手。因产地不同，有广佛手、川佛手、金佛手和建佛手之分，其中广佛手又以广东肇庆佛手品质最优。

性味归经：味辛、苦、酸，性温。入肝经、肺经、胃经、脾经。

功效：疏肝理气、和胃化痰、和胃止痛。

主治：肝气郁结胁痛、肝胃不和、肝气胸闷、脾胃气滞、脘腹胀痛、暖气恶心、久咳痰多。

用量：3～10克。

4. 毛冬青

简介：本品为冬青科植物毛冬青的根。夏、秋采，切片晒干。分布于广东、广西、安徽、福建、浙江、江西、台湾等地。现代药理研究表明毛冬青具有延缓冠状动脉硬化性心脏病、急性心肌梗塞、血柱闭塞性脉管炎的功效。

性味归经：味微苦甘，性平，无毒。归肺、心经。

功效：清热解毒，活血通脉。

主治：风热感冒，肺热喘咳，喉头水肿，扁桃体炎，痢疾，冠心病，脑血管意外所致的偏瘫，血栓闭塞性脉管炎，丹毒，烫伤等。

用量：5～10克。

5. 木蝴蝶

简介：本品为紫葳科植物木蝴蝶的成熟种子，生于海拔1000米以下的山坡、溪边、山谷或灌木丛中，分布于广西、贵州、云南、四川等地。现代药理研究表明，木蝴蝶作为一临床常用药，还具有抗肿瘤、抗病毒等药理作用。

性味归经：味苦、甘，性凉。归肺、肝、胃经。

功效：清肺利咽、镇咳定喘、消痰、清湿热、舒肝和胃。

主治：肺热咳嗽，喉痹，音哑，发热，痰多而黄，气促，便秘，面红等症。

用量：5～10克。

6. 木棉花

简介：本品为木棉科植物木棉的干燥花。现代药理研究表明，木棉花具抗炎、保肝作用。

性味归经：性凉，味甘、淡。归大肠经。

功效：清热、利湿、解毒、止血。

主治：大肠湿热所致的泄泻、痢疾、血崩、疮毒、金创出血。

用量：5～10克。

7. 瓜蒌

简介：瓜蒌别名栝楼、糖瓜蒌、蒌瓜、马普蛋。多年生攀缘型草本植物。喜生于深山峻岭、荆棘丛生的山崖石缝之中。其果实、果皮、果仁（籽）、根茎均为上好的中药材。

性味归经：性寒，味甘、微苦。归肺经、大肠经、胃经。

功效：清热涤痰、宽胸散结、润燥滑肠。

主治：肺热咳嗽、痰浊黄稠、胸痹心痛、结胸痞满、乳痈、肺痈、肠痈肿痛、大便秘结。

用量：5～10克。

禁忌：脾胃虚寒，大便不实，有寒痰、湿痰者不宜，不宜与川乌、制川乌、草乌、制草乌、附子同用。

8. 胖大海

简介：胖大海别名大海、大海子、大洞果等，为梧桐科植物胖大海的干燥成熟种子。

性味归经：味甘，性寒。归肺、大肠经。

功效：清热润肺，利咽开音，润肠通便。

主治：肺热声哑，干咳无痰，咽喉干痛，热结便闭，头痛目赤。

用法用量：2～3 枚，沸水泡服或煎服。

（四）常用药膳

1. 灵芝沉香五味子炖瘦肉

原料：灵芝 20 克，沉香 5 克，五味子 5 克，陈皮 10 克，瘦肉 250 克。

做法：瘦肉洗净后切成大小适中的块，放入清水 200 毫升，将上述药材一起隔水蒸炖 2 小时，调味即可食用。

功效：补肾纳气，化痰平喘。

主治：慢性支气管炎、肺气肿、慢性咳嗽、哮喘病人，症状表现为腰酸乏力、短气懒言、睡眠差、痰多色白。

2. 胡椒佛手煲猪肚

原料：胡椒 10 克，佛手 10 克，猪肚 1 个（约 500 克）。

做法：猪肚用生粉搓洗干净后切成小块，放入佛手、胡椒，加水 1000 毫升，同煮 2 小时，调味即可食用。

功效：健脾行气。

主治：慢性胃炎，表现为上腹胀闷不适、频频嗳气。

3. 胖大海清凉茶

原料：胖大海 2 枚，菊花 5 枚，适量冰糖。

做法：把两个胖大海、适量菊花和冰糖放入玻璃杯中，注入烧开的纯净水，盖上盖稍焖片刻。

功效：利咽、通肠。

主治：肺热或肺燥咳嗽，胖大海的通便之力不强，只适用于轻症，且须配伍其余泻下药同用。

4. 巴戟天鸡汤

原料：巴戟天 10 克，黑豆 100 克，胡椒粒适量，鸡腿 1 只，盐 3 克。

做法：鸡腿洗净、切块，焯水去血水，将鸡块、巴戟天、黑豆、胡椒粒大火煮开，小火炖 40 分钟，加盐调味即可。

功效：强筋骨、补肾虚、驱寒湿。

主治：肾阳虚寒而导致的小便失禁、小便频繁等证。

5. 木棉花陈皮粥

原料：新鲜的木棉花 50 克，陈皮 10 克，粳米 100 克，蜂蜜适量。

做法：木棉花和陈皮洗净，加水熬汁，去渣留汁待用；粳米洗净，加 2000 毫升水和木棉花陈皮汁煮粥；待粥快熟时，加入适量蜂蜜调味即可。

功效：健脾祛湿，凉血止血，润肺止咳。

主治：湿气困脾导致的食欲不振、呃逆、大便溏稀，肺燥引起的咳嗽咳痰、咽干口燥等。

三、中医调摄

秋季以养"收"为主。运动宜选择轻松平缓、活动量不大的项目，可以学习传统的太极拳、五禽戏、八段锦等"拳打卧牛之地"的功夫，从身体内部改善体质。实在没时间，早上凝神深呼吸三分钟，也大有裨益。此外，可选择一些宁心安神、调养情志的娱乐活动，如书法、绘画等。

（一）秋分坐功

做法：每日 3 至 7 时之间练此功，盘腿而坐，双手掩耳，左右扭身各 3 ～ 5 次，然后叩齿 30 次，调息吐纳，津液咽入丹田 9 次。

主治：腹部积水、风湿积滞、腰胁麻木、胸部气胀、膝盖肿痛、外翻足等，以及便秘、双腿麻木、放屁、腹胀、两臂酸麻等症。

（二）浴足

秋分前中后连续三天，最佳时间亥时（21 ～ 23 时），用温水浴足温经 9 分钟，后用平法点按膻中穴（图 4 - 5）、三阴交（图 4 - 6）和天枢穴（图 4 - 7）（为胃经要穴。胃为气血水谷之海，此穴有升清降浊，平衡阴阳的作用）各 36 次。保持肺、肝、脾三经的润顺和通畅。

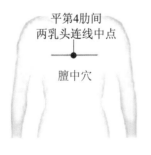

图 4 - 5　膻中穴

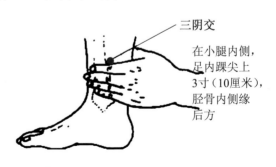

图 4 - 6　三阴交

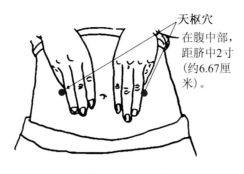

天枢穴

在腹中部，距脐中2寸（约6.67厘米）。

图 4 - 7　天枢穴

（三）中医护理

中药热奄包疗法：中药热奄包疗法是将中药加热后装入布袋，在人体局部或一定穴位上移动，利用温热之力使药性通过体表透入经络、血脉，从而达到温经通络、行气活血、散寒止痛、祛瘀消肿等作用的一种操作方法。

第五节　寒露

寒露是秋季的第五个节气，《月令七十二候集解》说："九月节，露气寒冷，将凝结也。"仲秋白露节气"露凝而白"，至季秋寒露时已是"露气寒冷，将凝结为霜了"。寒露是气候从凉爽到寒冷过渡的表征。

一、起居调护

寒露不露脚。寒露是深秋的节气，是二十四个节气中最早出现"寒"字的节气。如果说白露是燥热向凉爽的过渡，而寒露则是凉爽向寒冷的转折。寒露昼夜温差变化增大，人们要注意添加衣服，特别要注意脚部保暖，同时要加强体育锻炼，做好防寒准备，预防感冒。换季着装过渡要自然，别换得太快，最好厚薄搭配，做两手准备。

二、饮食调摄

（一）滋阴润燥

在饮食方面，应根据个人的具体境况，适当多食甘、淡、润肠的食物，可防治咽干口燥等症状。肺在五行中属金，"金秋之时，燥气当令"，此时燥邪容易侵犯人体而耗伤肺阴，如果调养不当，人体会出现口咽干燥、皮肤干燥等秋燥的症状。此时的饮食调养原则应以滋阴润燥为宜。

（二）常用食物

俗话说："荷莲一身是宝，秋藕最补人"，寒露之后，早晚天气变凉，万物开始萧条、收敛，此时秋燥会逐渐加重，容易导致肺燥，燥邪易伤阴，日久则导致阴虚燥热，就会引起咳嗽、消渴病（糖尿病）等。因此，这时要多吃一些滋阴润燥的食物来去秋燥。莲藕富含多种微量元素、植物蛋白质、淀粉、维生素等，有明显的清心安神、润燥止渴、清热益胃的功效，还可增强人体免疫力；"寒露收山楂，霜降刨地瓜"，寒露山楂红，山楂含钙量在秋季水果中最高，每百克果肉中含钙52毫克。儿童对钙的需求大，不妨在饭后吃点山楂。

（三）常用中药

1. 木蝴蝶

简介：本品为紫葳科植物木蝴蝶的成熟种子。生于海拔1000米以下的山坡、溪边、山谷或灌木丛中。分布于广西、贵州、云南、四川等地。现代药理研究表明，木蝴蝶作为一临床常用药，还具有抗肿瘤、抗病毒等药理作用。

性味归经：味苦、甘、凉。归肺、肝、胃经。

功效：清肺利咽、镇咳定喘、消痰、清湿热、舒肝和胃。

主治：肺热咳嗽，喉痹，音哑，发热，痰多而黄，气促，便秘，面红等症。

用量：5～10克。

2. 广陈皮

简介：陈皮盛产于广东、重庆、福建、浙江等地区，广东陈皮又以新会、四会地区出品者质量为上佳。现代药理研究证实陈皮有抗溃疡、祛痰、促进胃肠蠕动、扩张冠状动脉血管等功效。

性味归经：性温，味辛、味苦。入脾经、胃经、肺经。

功效：理气健脾，燥湿，调中，化痰。

主治：脾胃气滞湿阻、肺气阻滞、胸膈满闷、不思饮食、脘腹胀痛、二便不利、呕吐秽逆、咳嗽痰多；亦治乳痈初起，痰湿壅肺之咳嗽气喘。

用量：5～10克。

3. 广金钱草

简介：广金钱草的主产地是我国的广东，在福建、湖南、广西等省区也有一定的种植。可以有效地帮助治疗尿路感染、泌尿系结石、胆囊结石、肾炎浮等疾病。

性味归经：味微甘，性微寒。归肝、胆、肾、膀胱经。

功效：清利湿热，通淋，消肿。

主治：热淋，沙淋，尿涩作痛，黄疸尿赤，痈肿疔疮，毒蛇咬伤，肝胆结石，尿路结石等症；热毒疮疡及毒蛇咬伤。

用量：5～10克。

4. 合欢花

简介：本品为豆科植物合欢的花或花蕾。

性味归经：味甘，性平。入心经。

功效：解郁安神、消火明目、理气开胃。

主治：忧郁失眠，心神不安，胸闷纳呆，视物不清，风火眼疾，跌打伤痛，腰痛。

用量：5～10克。

5. 千斤拔

简介：千斤拔别名蔓性千斤拔、一条根、钻地风等，以根入药。多生于干旱的山坡、路旁灌丛或草丛中。分布于贵州、湖北、湖南、广东、广西、福建、海南、台湾等地。现代药理研究表明，千斤拔具有祛风除湿、强筋壮骨、活血解毒的功效。

性味归经：味甘、微温，性平。归肺、肾、膀胱经。

功效：祛风湿，强腰膝、消瘀解毒。

主治：风湿痹痛，用于风湿性关节炎，痈肿，乳蛾，腰腿痛，腰肌劳损，白带，跌打损伤。

用量：3～10克。

6. 枇杷叶

简介：本品为蔷薇科枇杷属植物枇杷的叶。分布于安徽、浙江、甘肃、江苏、江西、福建、台湾、四川、陕西、贵州、云南等地。

性味归经：味苦、微辛，性微寒。入肺、胃经。

功效：清肺止咳，和胃降逆，止渴。

主治：肺热痰嗽，阴虚劳嗽，吐血，咳血，衄血，小儿吐乳，胃热呕哕，妊娠恶阻，消渴及肺风面疮。

用量：3～10 克。

注意：入汤剂，需包煎。胃寒呕吐及风寒咳嗽症禁服。

7. 白果

简介：白果又名鸭脚子、灵眼、佛指柑、银杏、公孙树子，是银杏的种仁。主产于广西、四川、河南、山东、江苏、湖北等地。

性味归经：味甘、苦、涩；性平，有毒。入肺、肾经。

功效：敛肺平喘、缩尿止带。

主治：哮喘，痰嗽，白带，白浊，遗精，淋病，小便频数。

用量：3～5 克。

注意：生食或炒食过量可致中毒，小儿误服中毒尤为常见。

8. 紫菀

简介：紫菀别名青苑、紫倩、小辫等；菊科紫菀属，多年生草本，根状茎斜升。国内主产于河北、内蒙古和东北三省等地区，在国外朝鲜、日本等地亦有分布，通常生长于潮湿的河边地带。

性味归经：味苦，性温。入肺、肾经。

功效：温肺，下气，消痰，止咳。

主治：治风寒咳嗽气喘，虚劳咳吐脓血，喉痹，小便不利。

用量：3～10 克。

（四）常用食谱

1. 制何首乌炖鹧鸪

材料：制何首乌 40 克，鹧鸪 1 只，山药 20 克，生姜 3 片。

做法：鹧鸪去毛、内脏，洗净切成小块，将鹧鸪和上述药物一同放入炖盅，加水 1000 毫升，隔水蒸炖 2 小时，调味即可食用。

功效：滋阴补血，益气扶正。

主治：气短、气虚乏力者，术后及放化疗后免疫力低下者。

2. 养颜乌发饮

材料：制何首乌 20 克，菟丝子 20 克，巴戟天 20 克，枸杞子 30 克，桑葚子 20 克。

做法：将上述药材洗净后加清水 1000 毫升，先武火煲 15 分钟，转文火煲至 200 毫升左右即可饮用。

功效：滋补肝肾，美发养颜。

主治：肝肾亏虚，华发早生者。隔日一次，连服 1 月。

3. 陈皮老鸭煲冬瓜

材料：陈皮 10 克，鸭肉 500 克，冬瓜 500 克，薏米 50 克，盐适量。

做法：鸭肉去内脏洗净切小块，冬瓜切块，清水 2000 毫升煮开，后放入上述药材，同煮 1 小时后下盐调味即可。

功效：健脾化湿，滋阴清热，老少咸宜。

主治：脾胃气滞之脘腹胀满或疼痛、消化不良、胸闷腹胀、纳呆便溏。

4. 合欢花粥

原料：合欢花 20 克，大米 100 克，白砂糖适量。

制作：大米淘净泡发，置锅中加水煮沸，合欢花用温水泡开后，放入锅中，转小火熬至粥成，加白砂糖调味即可。

功效：此款合欢花粥能安神解郁，对眼疾、神经衰弱等也有一定辅助治疗作用。

主治：失眠、心神不安等。

5. 白果芡实莲子粥

原料：炒白果 10 克，芡实 10 克，莲子 15 克，粳米、白砂糖适量。

制作：粳米淘净泡发，加入上述药材置锅中加水煮沸，转小火熬至粥成，加白砂糖调味即可。

功效：健脾除湿、止带止浊。

主治：妇女白带过多、男子遗精早泄和小便频数等。

二、中医调摄

秋季的清晨气温较低，对于一些中老年人来说，寒露过后，晨练切忌贪早。对于外出登高、赏菊的人群，出发前要做好准备工作，体弱久病者须有家人陪同，最好随身携带急救药物，避免意外发生。活动后也要注意适当休息，避免劳累诱发或加重宿疾。

（一）寒露九月节坐功

功法：盘坐，两手心向上，十指尖相对，缓缓上提至胸前，两手前臂内旋，双手慢慢向上托起，手心朝上，指尖分别朝左右侧方向，两臂伸直，且成开放型身体上耸，头转向左，手心翻向下，两臂由体侧缓缓放下，如此反复做十五次，然后叩齿咽津。

主治：风寒湿邪侵犯胁腋经络，头痛、项如拔、目似脱、腰折、脊痛、痔、疟、狂、颠痛、头囟顶痛、头两边痛、衄䶪、目黄泪出、虐乱诸痛。

（二）穴位按摩

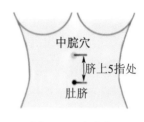

图 4 - 8 中脘穴

中脘穴（图 4 - 8）：养胃治胃病。中脘穴是四条经脉的汇聚穴位，同时号称胃的"灵魂腧穴"，具有健脾和胃、补中益气之功。中脘穴位于上腹部，前正中线上，脐上 5 指处。常用的方法是按揉法或摩揉法。摩揉，即是双掌重叠或单掌按压在中脘穴上，顺时针或逆时针方向缓慢行圆周推动，使腹腔内产生热感为佳。

（三）中医护理

拔罐技术是以罐为工具，利用燃烧、抽吸、蒸汽等方法形成罐内负压，使罐吸附于腧穴或相应体表部位，使局部皮肤充血或瘀血，达到温通经络、祛风散寒、消肿止痛、吸毒排脓等防治疾病的中医外治技术，包括留罐法、闪罐法及走罐法等手法。

1. 神阙穴

神阙穴（图 4 - 9）即是人体肚脐，它是人体保健及治疗的重要穴位之一，为人体神气出入之门户，为经气之海，五脏六腑之本，归属于任脉。在神阙穴拔罐可起到健脾强肾、行气利水、和胃理气、活血调经、散结通滞的作用。

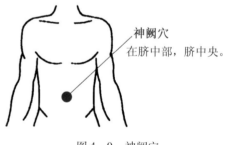

图 4 - 9 神阙穴

2. 背俞穴

人体五脏六腑之背俞穴（图 4 - 10）均分布在足太阳膀胱经第一侧线上，在此条线上拔罐，可畅通五脏六腑之经气，调理五脏六腑生理功能，促进全身气血运行，是保健拔罐疗法的常用穴位。医学发现在背俞穴上拔罐，可通过对脊神经根的治疗，反射性地刺激中枢神经，调节神经系统的功能活动，从而增强机体的抗病能力。

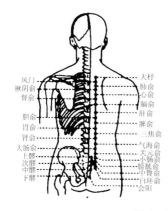

背俞穴

背俞穴全部分布于背部足太阳经
第一侧线上，即后正中线(督脉)
旁开1.5寸（5厘米）处

图4-10　背俞穴

第六节　霜降

霜降是二十四节气中的第十八个节气，也是秋天的最后一个节气，为秋季到冬季的过渡节气。"霜降"表示天气逐渐变冷，露水凝结成霜。俗话说"霜降杀百草"，霜降过后，植物渐渐失去生机。霜降不是指"降霜"，而是表示气温骤降、昼夜温差大。霜降调摄应注重"穿衣要半暖，早睡莫贪凉"。

一、起居调护

（一）秋冻有节，和用强身

自古以来我国流传的"春捂秋冻，不生杂病"的谚语，符合秋天"薄衣御寒"的养生理念。但对"秋冻"要有正确的认识和理解，领悟其中科学道理，才能科学养生。自"立秋"节气以后，气温逐渐下降，昼夜温差逐渐增大。从保健防病的角度出发，循序渐进地进行"秋冻"练习，加强御寒锻炼，不仅可以增强心肺功能，提高机体适应因自然气候变化的抗寒能力，还有利于预防呼吸道疾病的发生。特别是患有哮喘、糖尿病、心脑血管病、慢阻肺等病的中老年人，若不注意防寒保暖，一旦受凉感冒，极易导致旧病复发甚至加重。因此，要顺应秋天的气候变化，适时地增减衣服，做到"秋冻"有节，与气候变化相和谐，方为科学养生之道。

（二）健身锻炼，动静相宜

金秋时节，天高气爽，是开展各种健身运动的好时期。面对多种的锻炼项目，应因人而异来选择适合自己的运动项目，如老年人可散步，慢跑，打太极拳，练五禽戏、八段锦，做健身操，自我按摩等；中青年人可打球、爬山、跑步、洗冷水浴、游泳等。

二、饮食调摄

（一）秋宜淡补调

中医学认为"四季五补"，即春要升补、夏要清补、长夏要淡补、秋要平补、冬要文补。霜降为季秋之时，与长夏同属土，土合脾胃，因此，霜降补调应选用气平味淡、作用和缓的食物。

（二）常用食物

进入霜降即为深秋之时，属中医五行中的"金"，与肺脏相对应。根据"四季五补"调摄原则，秋季应"平补"。平补为中医学中一种十分常用的食补方法，其主要有以下两种形式：一种指的是不热不寒、性质平和的食物，如多数的粮食、水果及蔬菜，部分禽、蛋、肉、乳类等。另一种则是既能补气，又能补阴或既能补阳又能补阴的食物，如山药、蜂蜜等。

（三）常用中药

1. 五爪龙

简介：五爪龙为一年生或多年生蔓性草本植物。其花和根茎可作药用，具有清热解毒、利湿消肿的功效。现代药理研究表明五爪龙各极性段对弧菌、杆菌、革兰阴性菌以及阳性菌均有一定的抑制作用。

性味归经：味甘、微苦，性平。入脾、肺经。

功效：祛风除湿，祛瘀消肿。

主治：风湿痿痹，腰腿痛，痢疾，水肿，带下，瘰疬，跌打损伤，经闭，乳少。

用量：5～10克。

2. 山慈菇

简介：本品为兰科植物杜鹃兰、独蒜兰或云南独蒜兰的干燥假鳞茎。前者习称"毛慈菇"，后二者习称"冰球子"，别名还有金灯、朱姑、鹿蹄草、无义草等。夏、秋二季采挖。山慈菇作为一种很常用的中药，食用方法也很多，这对于一些吃药困难的人就有了很大的帮助，他们可以通过吃药膳来达到调理身体的目的。

性味归经：味甘、微辛，性凉。归肝、脾经。

功效：清热解毒，化痰散结。

主治：痈肿疔毒，瘰疬痰核，蛇虫咬伤，癥瘕痞块。

用量：3～9克。外用适量。

3. 茺蔚子

简介：本品为唇形科植物益母草的干燥成熟果实。秋季果实成熟时采割地上部分，晒干，打下果实，除去杂质。

性味归经：味辛、苦，性微寒。归心包、肝经。

功效：活血调经，清肝明目。

主治：清肝明目，活血调经。用于目赤翳障，头晕胀痛，月经不调，经闭，痛经。

用法用量：5～10克，瞳孔散大者慎用。

摘自《中国药典》。

4. 黄皮核

简介：本品为芸香科植物黄皮的种子。夏、秋间采集，鲜用或晒干。原产于我国南部地区，广东、广西、海南、福建、贵州等地均有栽培。现代药理研究表明黄皮核水提取物 HP－14 具有神经保护作用。

性味归经：性微温，味辛、苦。归肺、胃、肝经。

功效：理气消食、散结消胀、化痰止咳。属理气药。

主治：脘腹胀痛、肝胃气痛、食滞胀满、痰咳哮喘，尤多用于疝气痛。

用量：5～10克。

5. 岗梅根

简介：岗梅根别名又叫糟楼星、金包银、上甘草、点秤根、天星根、七星世、山梅根、乌皮柴、西解柴。为冬青科植物梅叶冬青的根，秋、冬采挖，晒干或切片晒干。

性味归经：味苦、甘，性寒。归肺、肝、大肠经。

功效：清热解毒，生津止渴。

主治：用于感冒，高热烦渴，扁桃体炎，咽喉炎，气管炎，百日咳，腹泻，痢疾，传染性肝炎，野蕈、砒霜中毒。叶外用于跌打损伤，痈疖肿毒。

用量：5～10克。

6. 天麻

简介：天麻是兰科天麻属腐生草本植物。天麻是名贵中药材之一。天麻做药用已有一千多年的历史，用天麻酿成的养生酒视为宫中珍品。古医书

《神农本草经》和《本草纲目》里，均有天麻"除百病益寿延年"的记载。

性味归经：味甘，性平。归肝经。

功效：息风止痉，平抑肝阳，祛风通络。

主治：肝风内动，惊痫抽搐，眩晕，头痛，肢体麻木，手足不遂，风湿痹痛等。

用量：5～10克。

7. 毛诃子

简介：本品系藏族习用药材，为使君子科植物毗黎勒孔的干燥成熟果实，冬季果实成熟时采收，除去杂质，晒干。

性味归经：味甘、涩，性平。归经无。

功效：清热解毒，收敛养血，调和诸药。

主治：各种热症，泻痢，黄水病，肝胆病，病后虚弱。

用量：3～9克。

选自《全国中草药汇编》。

8. 仙茅

简介：仙茅又名地棕（四川、贵州）、山党参（福建）、独茅（四川）、海南参（海南）、仙茅参（云南）、茅爪子、婆罗门参，属仙茅科，花期4～9月。

性味归经：性热，味辛。归肾、肝、脾经。

功效：补肾阳、强筋骨、祛寒湿。

主治：阳痿精冷，小便失禁，崩漏，腰脚冷痹，心腹冷痛，痈疽，瘰疬等。

用量：3～9克。

选自《全国中草药汇编》。

（四）常用食谱

1. 茺蔚子粥

原料：茺蔚子10克，枸杞子15克，大米100克。

做法：先将茺蔚子、枸杞子水煎去渣取汁，之后与淘洗干净的大米一同煮粥即成。每日2次，分早、晚温热服食。

主治：平肝降火、清肝明目。

主治：肝火亢盛型、阴虚阳亢型及肝肾阴虚型高血压病。

2. 山慈菇茶

原料：山慈菇2克、绿茶3克。

做法：用 200 毫升开水冲泡 10 分钟后饮用，冲饮至味淡。

功效：解毒，化痰，消肿。

主治：痈疡肿毒，咽喉痹痛。

3. 岗梅根煲鸭蛋

原料：岗梅根 30～60 克，鸭蛋 1 个。

做法：洗净，加水 2 碗同煎，蛋熟去壳再煎 15 分钟。饮汤食蛋。

功效：清热解毒，活血生津。

主治：妇女急性化脓性乳腺炎早期，急性扁桃体炎，咽喉炎等病。

4. 玉竹白果排骨汤

原料：排骨 300 克，玉竹 30 克，白果 10 克，枸杞 10 克，桂圆肉 15 克，胡萝卜一根，生姜、葱白、盐少许。

做法：将排骨、胡萝卜及葱白切段，生姜切片。先将排骨放入锅中，水煮开后将排骨捞出，重新换水，将除盐以外的所有材料置入锅中，大火煮开后转文火炖 40～60 分钟，加盐后即可食用。

功效：滋阴润燥、补气和血。

主治：用于肺胃阴伤，燥热咳嗽，咽干口渴，内热消渴。

5. 仙茅三子汤

原料：仙茅 10 克，枸杞子、菟丝子、五味子各 5 克，猪排骨 500 克，生姜 3 片，盐、鸡精适量。

做法：先将排骨焯水去血水，重新换水，将上述药材、生姜、排骨置入锅中，大火煮开后转文火炖 40～60 分钟，加盐、鸡精后即可食用。

功效：补肾壮阳、止遗强神。

主治：肾气虚的阳痿、精冷、尿多、精神不振。

三、中医调摄

霜降后，随着阳消阴长，万物萧条，大地一片消沉之景象。这时人们应当顺应自然界之变化，以动静结合、调畅情志的运动方式为调摄方法。

（一）光照膻中功

方法：两脚开立，略宽于肩，脚尖微向内扣，双手自然下垂，两掌心贴近股骨外侧，屈膝缓慢下蹲，膝盖尖不超过脚尖，头顶保持正直，舌顶上腭，身体重心平均在两脚上。全身放松，两腿微屈，两手合掌置胸。眼微合，眼神凝视两掌中指，5分钟后，男左掌在内，对正膻中穴下五寸（约16.67厘米），距离胸部为5～10厘米，右掌内劳宫穴对正左掌外劳宫穴（图4-11），两掌距离5～10厘米，站10～20分钟，女右掌在内，左掌在外，其他与男同。

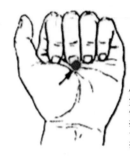

劳宫穴
位于手掌心，当第2、3掌骨之间偏于第3掌骨，握拳屈指时，位于中指和无名指指尖处

图4-11　劳宫穴

适应病症：治胃寒，心窝痛。

（二）穴位按摩

气海穴（图4-12）为人体先天元气聚会之处，位于肚脐直下大约1.5寸（5厘米）。经常按摩气海穴，可补中益气、培元补虚、温煦百脉。按摩时以掌心紧贴气海穴，先按顺时针方向按摩100次左右，再按逆时针方向重复按摩动作。动作宜轻柔缓慢，以腹部感觉徐徐生热为度。

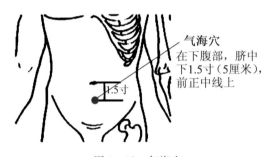

气海穴
在下腹部，脐中下1.5寸（5厘米），前正中线上

图4-12　气海穴

（三）中医护理

耳穴埋豆法是采用王不留行籽、莱菔籽等丸状物贴压于耳廓上的穴位或反应点，通过其疏通经络，调整脏腑气血功能，促进机体的阴阳平衡，达到防治疾病、改善症状的一种操作方法，属于耳针技术范畴。适用于减轻各种疾病及术后所致的疼痛、失眠、焦虑、眩晕、便秘、腹泻等症状。

参考文献

[1] 李蓉，沈勇春. 秋季养生观［J］. 现代养生，2017（14）：282-283.

[2] 郁加凡，谢恬，陈永灿. 滋补食谱精选［M］. 北京：中国医药科技出版社，1992.

[3] 刘积光. 牛大力对免疫力低下大鼠体液免疫功能的影响［J］. 临床医药文献电子杂志，2019，6（28）：41-42.

[4] 苏娟. 处暑养生那些事［J］. 中国果菜，2015（7）：76-77.

[5] 刘桂云. 处暑运动养生四法［J］. 开卷有益（求医问药），2019，000（008）：58-59.

［6］王志华，李彦知，杨建宇．杨建宇二十四节气养生歌赏析（十七）——白露养生［J］．中国中医药现代远程教育，2012，10（17）：90 - 91.

［7］王锐，袁晓春，何嵋，等．木蝴蝶的化学成分和药理作用［J］．广东农业科学，2011，38（22）：121 - 123.

［8］白燕，李晓玉，吴兆宇，等．陈皮的化学成分及药理作用研究［C］// 中国药学大会暨中国药师周．2013.

［9］彭开锋，张鹏，阳苗，等．千斤拔药理作用研究进展［J］．中国医院用药评价与分析，2016（S1）：251 - 251.

［10］朱庆玲，冯翀．五爪龙不同提取物体外抗菌活性的研究［J］．中国实验方剂学杂志，2011（11）：232 - 233.

［11］Li J W , Ning N , Ma Y Z , et al. Claulansine F suppresses apoptosis induced by sodium nitroprusside in PC12 cells. ［J］. Free Radical Research，2013，47（6 - 7）：488 - 497.

第五章　冬季调摄

　　冬季是匿藏精气的时节，冬令进补以立冬后至立春前这段时间最为适宜。此时调摄的重要原则是"养肾防寒"，主要指通过饮食、睡眠、运动、药物等调养手段，达到保养阳气、维护肾气、强身壮体的目的。天气寒冷，寒气凝滞而收引，易导致人体气机郁滞、血运不畅，可使旧病复发，特别是威胁生命、降低生活质量的疾病，如中风、脑出血、心肌梗死、关节疼痛等，不仅发病率增高，甚至死亡率亦增加。故冬季调摄要注意防寒保暖。当肾脏的负担加重，易导致肾炎、夜尿多、尿失禁、水肿等疾病。综上所述，冬季保护好肾脏是至关重要的，素有"藏肾护阳平安过冬"之说。小寒节气前后，由于气温骤降，根据医院多年的统计，门急诊看头痛感冒的人会较平时增加三成。不少市民通过锻炼来增强体质，抵御寒潮的侵袭。此时早晨并不是锻炼的好时机，锻炼时间不当，不但不能增强体质，反而可能导致感冒。60 岁以上 80 岁以下的老年人是晨练的主力军，冬季锻炼时特别要提防心脑血管疾病发作。冬季市民们晨练等到九点以后较好，气温回升，日光升起，更适宜锻炼。冬季调摄，注重运动调养，勤锻炼、多练功，可以帮助养阳气、固肾气，以达强身健体之目的。

　　"春生夏长，秋收冬藏。"冬季通常是指农历的十月到十二月，从立冬之日开始到立春之日为止，中间包括立冬、小雪、大雪、冬至、小寒、大寒六个节气。冬季是由寒冷到温暖过渡的季节，寒风凛凛，缺少雨水，气候比较干燥，早在《内经》中就认为："冬三月，此为闭藏，水冰地坼，无扰乎阳。早卧晚起，必待日光，使志若伏若匿，若有私意，若己有得，去寒就温，无泄皮肤，使气亟夺。此冬气之应，养藏之道也。逆之则伤肾，春为痿厥，奉生者少。"意思就是冬天天寒地冻，阳气潜藏，人就应该早睡晚起，与太阳同步，保暖少汗，减少身体阳气与汗液的流失，如果不这样做容易伤肾，春天容易疲劳。所以我们冬天应该适当保暖，保持足够的睡眠时间，避免剧烈运动，大汗淋漓，过度消耗。尤其要注意不能熬夜，长期熬夜容易耗气伤精，那么在这个季节里，我们应该如何做到合理养生呢？下面让我们来了解一下。

一、养护肾气

《月令七十二候集解》说："冬，终也，万物收藏也。"冬季要以养护肾气、保暖避寒为要法，使阴精藏于内，阳气不致外泄，人体达到阴平阳秘、精神乃治的状态。冬天是自然界万物闭藏的季节，人的阳气就应该潜藏于内。冬季对应的五脏是肾，对应的六腑是膀胱，因为肾和膀胱是互为表里的脏腑，而肾经与膀胱经是互为表里的经络。冬季主水通于肾气，冬季主收藏，肾主藏五脏六腑之精气。冬季气温骤降，天寒地冻，此时阳气收敛，收藏起来。阴液易于内亏，所以在冬季我们要顺应自然界阴气闭藏的规律，注意养护肾气，使肾精充足。

二、护阴敛阳

《素问·四气调神大论》曰："圣人春夏养阳，秋冬养阴，以从其根，故与万物沉浮于生长之门。"《黄帝内经》曰："冬三月，此谓闭藏，水冰地坼，无扰乎阳，早卧晚起，必待日光。"《素问·上古天真论》曰："夫自古通天者生之本，本于阴阳。"冬季调摄要顺应节气，注意护阴敛阳，以期达到阴平阳秘、精神乃治的效果。在情志调养方面，应求其静，保持精神情绪的安宁，含而不露，避免烦扰，使体内的阳气得以潜藏；在饮食方面，虽说冬令进补，但应注意温补，进补不要过于滋腻；《备急千金要方》曰："时大地气闭，血气伏藏，人不可作劳汗出，发泄阳气。有损于人也。"在运动调摄方面，运动强度不可太大，以身体微热为度。

三、起居调养

冬季起居调养重点为早睡晚起。《黄帝内经》里说道："早卧晚起，必待日光。"是指出冬季气温低，此时天地万物生机闭藏潜伏，正是人体养藏精气神的好时节，最应注意的是保护阳气，特别是肾阳，做到早睡晚起，以待日光。同样，保证充足的睡眠时间和良好的睡眠质量亦十分重要。从养生学而言，冬季适当地增长睡眠时间有助于人体阳气的潜藏和阴精的积存，让人体达到"阴平阳秘，精神乃治"的阴阳平衡状态。

夜间睡眠也应注重防寒保暖，避免因气温降低而引发呼吸系统疾病。切记不要蒙头睡，注意呼吸通畅，可开小窗通风。日常活动中，也要避免皮肤过多地暴露在室外空气中，避寒就暖。冬季衣着保暖特别要注重脚，但忌过度的烘烤。外出时则应注重手、足、头面部位，预防冻疮。

四、饮食调摄

冬季饮食应以较高热量摄入为主。当气温下降，摄入适量的高热量食物，同时增加蛋白质、脂肪及维生素和矿物质的摄入，对提高机体对低温环境的耐受力，有较好的效果。故冬天宜多吃具有温热性质的肉蛋类食物，如鳝鱼、鲢鱼、虾、鹅蛋、鸡肉等。含油脂较高的坚果类也可适当增量，如板栗、杏仁、核桃、芝麻等，适量为好，不宜过多，以防发生高脂血症和皮下脂肪堆积。宜多食热粥，如以谷米豆类杂粮制成的粥类，这些粥不仅含有丰富的碳水，而且其皮壳含有维生素和矿物质，能对此时新鲜蔬菜摄入量少、维生素类摄入不足起到补充作用。谷物类食物较肉类食物好消化，这对冬日里活动较少、胃肠蠕动较弱的人群是极为适宜的。

五、精神调养

冬季精神调养的原则应以宁静为本，注重保养精力。应防止情绪波动，让心情始终处于恬淡宁静的状态，遇到事情要做到含而不露。由于冬季气温变化不定，日照时间短，会给人的心理带来一定不良的影响，容易情绪低落、闷闷不乐，如有此种现象应该改变自己所处的环境，积极与他人沟通，转移注意力，让精神振奋起来。可采取与伴侣交流、多参加户外活动等方式来进行自我调理。

六、运动调养

冬天锻炼要选择动作幅度较小、热量消耗较大的有氧运动。这是因为冬季气候寒冷，剧烈的无氧运动容易引起身体不适。年轻人可以跑步，这样可消耗更多热量，热身的时间应该比春夏季多 10～15 分钟。中年人或者关节疼痛的人可选择快步走、慢跑等低强度的有氧运动。冬季运动锻炼，应注意保暖防冻。晨起室外气温低，宜多穿衣，待做好预备动作，身体暖和后再脱去厚重的衣裤进行锻炼。锻炼完以后要及时穿好衣裤，注意保温，尤其是冬泳后，宜立即用柔软、干燥的浴巾迅速擦干全身，穿衣保暖，避免寒邪入侵。

第一节 立冬

立冬，每年 11 月 7 日或 8 日，是二十四节气的第 19 个节气。此时太阳位于黄经 225°，为立冬节气。对"立冬"的理解，从根本上而言，古人在对"立"的理解与现代相一致，立即寓意着开始。但"冬"字就不那么简单了，《说文解字》上说："四时尽也。"确切地说，立冬意味着冬季开始，万物收藏。随着立冬的到来，草木凋零，蛰虫伏藏，万物活动趋向休止，以冬眠状态，养精蓄锐，为来年春天生机勃发做准备。民间有立冬补冬的习俗，此时是进补的最佳时期。

一、起居调护

（一）防寒保暖

立冬之后凉燥更明显，天气寒冷，气温变化大，意味冬季来临。对人体而言，新陈代谢也相对缓慢，生活起居也要顺应这一规律，做出相应调整，所以要及时增减衣服，注意防寒保暖。冬天寒冷，人体四肢较为僵硬，锻炼前应适当做些热身活动；先进行伸展肢体、慢跑、轻器械等活动，待身体微微出汗后，再进行高强度的健身运动。运动后要及时穿上衣服，以免着凉。尤其要注意预防"五寒"，即防鼻寒、防颈寒、防肺寒、防腰寒、防脚寒。此外，北方冬季少雨，气候往往比较干燥，会感觉到咽喉不适，可有针对性地增加空气湿度。

（二）早睡晚起，敛阴护阳

早晨不宜起得太早，也不宜太迟，一般太阳升起也即阳气生发时再起床。早睡以养人体阳气，晚起以养阴气，早睡晚起，内守神气。一般建议等太阳出来后再起床，每天最迟不超过晚上 12 时入睡，最好能保证 8 小时的睡眠时间。充足的睡眠能有效恢复精力、养阴培元，有益于在冬季阳气潜藏、阴精蓄积。同时，要避免晨练起得太早。因为早晨气温低，人体血压容易升高，心肌耗氧量也增加，此时晨练易引发心肌梗死或脑溢血等意外情况。晨练时间可以适当推迟，以"见太阳才运动"为宜。而且在冬季锻炼身体时，要防止运动过度，避免大汗淋漓，以身体微热为度。

（三）调整情绪

在冬季，人体新陈代谢相对缓慢，因此，要保持精神平静，恬淡无求。遇到不顺心的事情，要学会调控不良情绪，保持心态平和。同时，要多晒太阳。因为冬季天黑得早，黑夜来临时，人体大脑松果体的褪黑激素分泌增强，能影响人的情绪，也容易使人产生抑郁情绪。在生活起居方面，冬季应早睡晚起，保证充足的睡眠，适当睡个懒觉也是可以的，有利于阳气潜藏、阴精蓄积。

二、饮食调摄

（一）增苦少咸，养心固肾

冬季虽宜热食，但燥热之品不可过食，以免使内伏的阳气郁而化热。冬季饮食忌黏硬、生冷的食物，此类属阴，易伤脾胃之阳，常易造成中气下陷，形寒肢冷，下利清谷。此时气温逐渐下降，为了增强人体对寒冷的抗御能力，可调整饮食结构、增加热量摄入。在寒冷的环境里，适当进食高热量食品，能促进糖、脂肪、蛋白质的分解代谢。同时，也要多吃新鲜蔬菜、水果，以避免维生素和矿物质缺乏。建议多饮豆浆、牛奶，多吃萝卜、青菜、豆腐、木耳等食物。食物中的碳水化合物主要来自粮食和薯类，谷类食物也不能减少。

（二）饮食温补，温热护阳

冬季是饮食进补的最好季节，民间有"冬天进补，开春打虎"的谚语。此时饮食进补宜偏温补，以不上火为宜。在饮食调养上，要加强营养增加热量。根据"秋冬养阴""冬季养肾"的原则，冬季可适量多吃点咸味食品。此外，还应多吃温热护阳之品以抵御寒冷，如羊肉等。初冬时节是心血管病的高发期，这个时候要多吃清润甘酸的食物，不宜多吃麻辣类的火锅。比如饮食中适当多吃些醋，能起到软化血管、预防心血管病发生的作用。

（三）常用食物

立冬时可以食用如海带、紫菜和海蜇等咸味食品，还有富含蛋白质的羊肉、牛肉、鸡肉、鹿肉、虾、鸽、鹌鹑、海参等，这些食物产热量高，御寒效果好；还可以食用含碘丰富的食物，如发菜、菠菜、大白菜、玉米等，这些食物可以促进甲状腺素分泌，加速体内组织细胞的氧化，增加身体的产热能力，使基础代谢率增强，皮肤血液循环加快，抗冷御寒。

（四）常用中药

1. 艾叶

简介：艾叶是菊科多年生草本植物艾的干燥叶，我国大部分地区都有生产。夏季花未开时采收，除去杂质，晒干或阴干。炮制时将原药拣去杂质即是艾叶；取艾叶晒干，碾碎捣绒即是艾绒；取净艾叶置锅内，用武火炒至表面焦黑色，内部焦黄色即是艾叶炭。

性味归经：味辛，性苦，温。归肝、脾、肾经。

功能主治：具有温经止血、散寒调经、安胎等功效。用于吐血，衄血，崩漏，月经过多，胎漏下血，少腹冷痛，经寒不调，宫冷不孕；外治皮肤瘙痒。醋艾炭温经止血，用于虚寒性出血。

用法用量：用量 3 ～ 10 克。偶有恶心、呕吐、胃不适及腹泻等。艾叶用量过大或误服大量可致中毒，一般认为内服 20 ～ 30 克可引起中毒，100 克左右即可致死。阴虚血热者慎用。

足疗方：艾叶 50 克，水煎后泡脚。或配当归 10 克、桂枝 10 克、红花 10 克，煎水泡脚。

摘自《中药大辞典》。

2. 生姜

简介：生姜是姜科多年生草本植物姜的新鲜根茎，别名百辣云、勾装指、因地辛、炎凉小子、鲜生姜、蜜炙姜，其特有的"姜辣素"能刺激胃肠黏膜，使胃肠道充血，增强消化功能，能有效地治疗服用过多寒凉食物引起的腹胀、腹痛、腹泻、呕吐等。

性味归经：味辛，性微温。归肺、脾、胃经。

功能主治：解表散寒，温中止呕，化痰止咳。用于风寒感冒，胃寒呕吐，寒痰咳嗽。

用法用量：3 ～ 9 克。可熬膏、捣汁服用。

摘自《中药大辞典》。

3. 当归

简介：本品为伞形科植物当归的干燥根。秋末采挖，除去须根及泥沙，待水分稍蒸发后，捆成小把，上棚，用烟火慢慢熏干。别名干归。

性味归经：味甘、辛，性温。归肝、心、脾经。

功能主治：具有补血，活血，调经止痛，润燥通便的功效。

用法与用量：6～12 克。

选自《全国中草药汇编》。

4. 黄芪

简介：本品为豆科植物蒙古黄芪或膜荚黄芪的干燥根。春、秋二季采挖，除去须根及根头，晒干。别名为箭芪、百本、王孙、锦芪。

性味归经：味甘，性温。归肺、脾经。

功能主治：补气固表，利尿托毒，排脓，敛疮生肌。用于气虚乏力，食少便溏，中气下陷，久泻脱肛，便血崩漏，表虚自汗，气虚水肿，痈疽难溃，久溃不敛，血虚萎黄，内热消渴，慢性肾炎蛋白尿，糖尿病。

用法用量：9～30 克。

摘自《中药大辞典》常用药膳。

5. 吴茱萸

简介：本品为芸香科落叶灌木或小乔木植物吴茱萸石虎或疏毛吴茱萸接近成熟的果实。主产于贵州、广西、四川等地。8～11 月果实尚未开裂时采收。晒干或低温烘干，生用或制用。

性味归经：味辛、苦，性热，有小毒。归肝、脾、胃、肾经。

功能主治：散寒止痛，温中止呕，燥湿止泻。（1）散寒止痛，包括温中，也包括温经，用于经脉受寒的头痛、腹痛、痛经，温肝经经脉；温中凡胃寒或脾胃有寒的均可广泛使用。用于寒滞肝脉诸痛证。本品辛散苦泄，性热祛寒，既散肝经之寒邪，又解肝经之郁滞，为治肝寒气滞诸痛的要药。治寒疝腹痛，常与小茴香、川楝子、木香等配伍，如导气汤。治厥阴头痛，常与人参、生姜等同用，如吴茱萸汤。治冲任虚寒、瘀血阻滞之痛经，可与桂枝、当归、川芎等同用，如温经汤。若寒湿脚气肿痛，或上冲入腹，常与木瓜、苏叶、槟榔等同用，如鸡鸣散。略有行气作用，但偏于止痛。（2）止呕，用于胃寒呕吐证。本品有温中散寒、降逆止呕之功。治中焦虚寒的脘腹冷痛，呕吐泛酸，常与人参、生姜等同用，如吴茱萸汤。治外寒内侵、胃失和降的呕吐，可与半夏、生姜等同用。它常和清胃热的黄连等配伍，治疗胃热呕吐或肝郁化火而引起的呕吐。（3）助阳止泻，本品苦燥，能燥湿，用于泄泻、腹泻，虚寒泄泻证。本品能温脾益肾、助阳止泻，为治脾肾阳虚，五更泄泻之常用药，多与补骨脂、肉豆蔻、五味子等同用，如四神丸。阳虚、有寒的泄泻，本品补阳、散寒止痛、燥湿最为适宜。（4）以本品为末醋调敷足心（涌泉穴），可治口疮、高血压病等。

摘自《本经》。

（五）常用药膳

1. 花生煲猪蹄

原料：猪蹄 150 克，花生仁 50 克，香葱 2 棵，生姜 1 块，料酒 1 大匙，胡椒粉 1 小匙，精盐 2 小匙，味精 1 小匙。

做法：猪蹄洗净后剁成块，花生仁洗净待用，生姜洗净拍松，锅置大火上，加清水烧开，下生姜、香葱、料酒、猪蹄余水后捞出，砂锅置火上，放进猪蹄块、花生仁、姜、香葱、水，用小火煲约 3 小时，把精盐、胡椒粉、味精加入砂锅内调味，取出姜、香葱不用，即可上桌。

功效：滋补阴液，补益气血。

主治：对经常四肢疲乏，腿部抽筋、麻木，消化道出血，失血性休克及缺血性脑病患者有一定辅助疗效，它还有助于青少年生长发育和减缓中老年妇女骨质疏松的速度。

2. 归参炖乌鸡

原料：乌鸡 600 克，党参 30 克，当归 20 克，大葱 10 克，姜 5 克，盐 3 克，料酒 10 克。

做法：将乌鸡宰杀去毛、爪、内脏，洗净，入沸水中焯一下捞出；当归、党参洗净；生姜洗净，去皮切片，葱洗净切段。将乌鸡与当归、党参、生姜片、葱段及适量精盐、料酒同放入蒸碗内，隔水炖 1～2 小时即成。

功效：补益脾肺，补血生津。

主治：肺脾气虚、血虚风燥。

3. 山药大枣粥

原料：糯米 250 克，山药 30 克，枣（干）30 克。

做法：山药切碎；将枣浸泡去核，洗干净；糯米浸泡 20 分钟；糯米用旺火煮开，再用文火熬十五分钟；八成熟的时候放入红枣，然后再将山药粉放入锅中；搅拌均匀以后继续熬制 15 分钟即可。

功效：具有补益脾胃、养血补血的功效。平素体弱、气血偏虚者可常服食。

主治：防治骨质疏松和贫血，软化血管，安心宁神等作用。

4. 山药羊肉汤

原料：羊肉、山药各 200 克，胡萝卜 6 片，青蒜 1 根，当归 2 片，枸杞子 15 克，川芎、黄芪、姜各 4 片，黑枣 4 粒，高汤 1000 毫升，水 500 毫升，米酒120毫升，盐5毫升。

做法：青蒜洗净，切斜片；山药去皮切块；山药、胡萝卜、羊肉一起放入盅内，加入其他配料（青蒜片、盐出锅时加），并用耐热胶膜包住盅口，盖上盅盖，放入蒸锅加热水，蒸30～40分钟；熄火前加入盐和青蒜片，盛入碗中即食。

功效：补脾胃、益肺肾。

主治：补血，养颜，强身，通便。

5. 芝麻白糖粥

原料：芝麻300克、白糖适量。

做法：将芝麻拣净，放入锅内用小火炒香晾凉。食用时，将芝麻放入碗中，再加白糖适量，用开水冲服。

功效：补阴血、养肝肾、乌须发。

主治：平时调补，以抗早衰。

三、中医调摄

由于立冬后气温低、气压高且天气干燥，人体的肌肉、肌腱和韧带的弹力及伸展性均会降低，肌肉的黏滞性也会相应增强，从而造成身体僵硬，舒展性也随之降低。正如"冬时天地气闭，血气伏藏，人不可作劳汗出，发泄阳气"。因此，在立冬后进行体育锻炼时应遵循相应的养生准则，这样既能实现防寒保暖和强身健体的目的，又不会因锻炼不当而损害健康。立冬时节适宜早睡晚起，可适当做一些户外有氧运动，以补充阳气。在冬季更要坚持体育锻炼，以取得养肝补肾、舒筋活络、畅通气脉、增强自身抵抗力之功效。比如散步、打球、做操、慢跑、练拳、舞剑等，都是适合冬季锻炼的项目。

（一）十月节坐功

主治：此功法可改善胸胁积滞、虚劳邪毒、腰痛不能俯仰、咽干、面色无华、胸满呕逆、头痛等症。

做法：每天清晨，双腿盘坐，头转向左方，两手由体侧提到胸前，手心朝上，两臂随后缓缓落下，头转向正前方，两手臂再重复上述动作。头转向右，动作相同，左右相反，左右各做15次，然后上下齿相叩，即叩齿36次，漱津几次，待津液满口分3次咽下，意想把津液送至丹田。如此漱津3次，一呼一吸为一息，如此36息而止。

（二）按摩足部、腰部

按摩疗法分两种：一是搓擦腰眼（图 5-1），两手搓热后紧按腰部，用力搓 30 次。所谓"腰为肾之府"，搓擦腰眼可疏通筋脉，增强肾脏功能；二是揉按丹田，两手搓热，在腹部丹田按摩 30～50 次，常用这种方法，可增强人体的免疫功能，起到强肾固本、延年益寿的作用。另外，肾之经脉起于足部，足心涌泉穴为其主穴，冬夜睡前最好用温水泡脚，并按揉脚心。

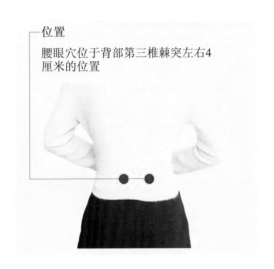

图 5-1　腰眼

（三）分坐拉伸

每天双脚分一分，轻松保健补肝肾。

具体方法：坐姿，把双腿伸直，两脚分开，将脚尖回勾，用双手抓住脚趾，让身体慢慢往下压，坚持片刻后恢复自然状态。

（四）经络调摄

固肾益精按摩法：按揉太溪穴、支沟穴、中极穴、膀胱俞穴、太冲穴。

排毒利尿按摩法：按揉肾俞穴、涌泉穴、复溜穴。

手法：以拇指对穴位进行按揉，时间为 3～5 分钟，以有酸胀感为度。

功效：按揉穴位，能起到清热生气、固肾益精的功效。

第二节　小雪

每年 11 月 22 日或 23 日，视太阳到达黄经 240°时为小雪。《月令七十二候集解》说："10 月中，雨下而为寒气所薄，故凝而为雪。小者未盛之辞。"这个时期天气逐渐变冷，开始下雪，但还不到大雪纷飞的时节，所以叫小雪。小雪前后，黄河流域开始降雪（南方降雪还要晚两个节气），而北方，已进入封冻季节。小雪三候为"一候虹藏不见；二候天气上升地气下降；三候闭塞而成冬。"这是说此时由于不再有雨，彩虹便不会出现了；由于天空中的阳气上升，地中的阴气下降，导致天地不通，阴阳不交，所以万物失去生机，天地闭塞而进入严寒的季节。

小雪，表示降雪开始的时间和程度。雪是寒冷天气的产物。民间曾有"十月立冬小雪涨，斗指己，其时天已积阴，寒未深而雪未大"的说法，故名小雪。我国北方地区会出现初雪。虽雪量有限，但还是提示我们到了御寒保暖的季节。小雪节气的前后，天气时常是阴冷晦暗的。此时人们的心情也会受其影响，特别是那些患有抑郁症的人更容易加重病情。

一、起居调护

（一）补养肾气防疾病

小雪之后，天气逐渐变冷，保温保暖尤其重要。寒冷会导致呼吸道防御能力降低，是引起感冒、肺炎、慢性支气管炎等呼吸道疾病的重要因素。所以，小雪节气应注意保暖。"头为诸阳之会"，头部是所有阳气汇聚的地方，最不能受寒，外出要戴帽子和围巾，注意保护阳气。

（二）早睡晚起养阳气

小雪是冬季的第二个节气，天气变得昼短夜长，人们应顺应阴阳消长规律，要适当早睡，建议晚上 10 时前上床睡觉，睡前用热水泡脚并按摩足底涌泉穴，早晨也不宜起得太早，宜 6 时 30 分以后再起床，保证充足的睡眠。如果睡眠不好，白天身体容易困倦疲乏，所以要做到起居有规律，早睡晚起、按时入睡，养阳气，固阴精。

（三）调神养生抗抑郁

小雪前后，天气时常是阴冷晦暗的，此时人们的心情也会受其影响，从而影响到人体的正常生理，使脏腑气血功能发生紊乱，导致疾病的发生。因此，冬季应注意保持乐观开朗的心态，积极参与户外活动，以增强体质，还可以多听音乐，多晒太阳。我国传统的医学理论非常重视阳光对人体健康的作用，认为经常晒太阳有助于人体阳气的散发，特别是在冬季，因为此时大

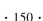

自然处于"阴盛阳衰"的状态，而人又是和自然相对应的，所以冬天经常晒太阳，更能起到温通经脉、壮人阳气的功效。除此之外，起居要注意御寒保暖，以免发生感冒。

二、饮食调摄

（一）减咸增苦养心气

小雪节气在饮食上，宜减咸增苦以养心气，使肾气固实；小雪以后，自然界真正进入万物收藏、阳蛰阴浮的时节，人体的肾气相对旺盛。《四时调摄笺》中讲："冬日肾水味咸，恐水攻火，故宜养心"。意即要注意滋补肝肾、清泻内火和保养肌肤。推荐食用黑色食物，如黑芝麻、黑荸荠和黑大豆。黑芝麻具有补肝肾、润五脏的作用，在乌发养颜方面的功效更是有口皆碑；荸荠皮色紫黑，肉质洁白，蛋白质和碳水化合物含量比较丰富，但热量却不是很高，有清泻内火的功效，很适合初冬食用；黑豆蛋白质含量为49.8%，相当于牛肉的2倍、鸡蛋的3倍，还能降低胆固醇。冬季的饮食调养不宜过多食用咸味食物，以免使本来就偏亢的肾水更亢，致使心阳的力量减弱。所以，冬天的饮食原则是减咸增苦，抵御肾水，滋养心气，以保心养神，维持人体的阴阳平衡。

（二）温补益肾控血压

小雪节气天气干燥，气温降低，人体中寒气比较旺盛，所以，在这个时节就需要进补些能够让我们"热"起来的食物，如牛肉、羊肉。冬季是心血管疾病高发的季节，一方面是由于气温的大幅波动，另一方面是饮食的不善。所以在此时节，要多吃降低血脂、保护心血管的食物，如山楂、丹参、西红柿、芹菜、红心萝卜、黑木耳等。除此之外，小雪节气比较适合吃益肾食品和温补性食物。益肾食品如芡实、腰果、核桃、山药粥、白果炖鸡、栗子炖肉、大骨头汤等；温补性食物如鹿茸、牛肉、羊肉、鸡肉等。

（三）常用食物

适宜小雪节气食用的温补食物有羊肉、牛肉、鸡肉、鹿肉等，益肾食品有腰果、芡实、山药、栗子、白果、核桃等。此外，还可选富含蛋白质、维生素且易消化的食物、如玉米、小麦、黄豆、韭菜、大蒜、萝卜、黄花菜、鱼类、虾等，水果选凤梨、橘子等。体质比较虚弱的老年人，可常饮牛奶、豆浆等，以增强体质。

（四）常用中药

1. 远志

简介：远志为远志科多年生草本植物远志或卵叶远志的根。主产于河北、陕西、吉林等地。春季出苗前或秋季地上部分枯萎后采集。晒干，生用或炙用。

性味归经：味苦、辛，性温。归心、肾、肺经。

功效：安神益智，祛痰，消肿。

主治：（1）用于心神不宁之症。本品具有宁心安神之效，兼能开心窍、益心智，较宜于心神不宁，失眠、心悸而有健忘者，并常与石菖蒲同用。若心脾不足致梦寐不宁，健忘或失眠、惊悸者，宜与人参、茯苓等补益心脾之气而又安神的药物配伍。（2）用于癫狂、痫症。本品除能宁心安神外，尚可化痰以开窍，宜于痰浊闭阻心窍所致之癫狂发作，神志恍惚者，宜与石菖蒲、郁金等化痰开窍、宁心安神药物配伍。若治痫症抽搐、口吐涎沫、神昏者，可与化痰开窍、息风止痉药物，如天麻、天南星、石菖蒲等同用。（3）用于咳嗽痰多。本品尚可祛除阻于肺窍之痰而止咳，寒热虚实之痰多粘稠，咳吐不爽者，皆可配伍使用。此外，本品无论内服、外敷，尚有消散痈肿的作用，用于痈疽肿痛。单用或配伍清热解毒之品均可。

用法用量：煎服，5～15克。外用适量。

摘自《神农本草经》。

2. 合欢皮

简介：合欢皮为豆科乔木植物合欢的树皮。主产于江苏、浙江、安徽等地。夏秋间采收，晒干，切段生用。

性味归经：味甘，性平。归心、肝、肺经。

功效：宁心安神，活血化瘀。用于心神不安，忧郁失眠，肺痈疮肿，跌打伤痛。

主治：（1）用于心神不宁。本品能宁心安神，但其力薄弱，常须配伍他药以增效。尚兼解郁之功，宜于情志不遂，忧伤郁闷所致烦躁不宁，失眠多梦，可与柴胡、郁金、酸枣仁、夜交藤等疏肝解郁、宁心安神之品配伍。（2）用于跌打损伤，痈疽疔肿等。本品有一定活血化瘀作用，常须通过配伍以治瘀血阻滞所致之症。若跌打损伤，骨折肿痛，可与桃仁、红花、乳香等活血化瘀，消肿止痛药物同用。治痈疽疮疖、红肿热痛者，可与紫花地丁、连翘、蒲公英等清热解毒药同用。

用法用量：煎服，10～15克。

摘自《神农本草经》。

3. 鸡子黄

简介：鸡子黄的基原为雉科动物家鸡的卵。采集全年可收，鲜用。或将鸡子白、鸡子黄分用。

性味归经：味甘，性平。归心、肾、脾经。

功效：滋阴润燥，补心宁神，养血安胎，解毒止痒。

主治：热病烦闷，虚劳骨蒸，惊悸失眠，燥咳声哑，目赤咽痛，胎动不安，产后口渴，小儿疳痢，烫伤，疮疖，癣痒。

用法用量：内服，煮食，1～3枚，或生服；外用，适量，涂敷。

摘自《食疗本草》。

4. 肉苁蓉

简介：本品为列当科植物肉苁蓉的干燥带鳞叶的肉质茎。多于春季苗未出土或刚出土时采挖，除去花序，切段，晒干。本品呈扁圆柱形，稍弯曲，长3～15厘米，直径2～8厘米。表面棕褐色或灰棕色，密被覆瓦状排列的肉质鳞叶，通常鳞叶先端已断，体重，质硬，微有柔性，不易折断，断面棕褐色，有淡棕色点状维管束，排列成波状环纹。气微，味甜、微苦。

性味归经：味甘、咸，性温。归肾、大肠经。

功效：补肾阳，益精血，润肠通便。用于阳痿，不孕，腰膝酸软，筋骨无力，肠燥便秘。

主治：（1）中药肉苁蓉甘温滋润，能润肠通便。用于肠燥便秘，常与当归、火麻仁等同用。（2）中药肉苁蓉既补肾阳，又益精血，其力缓和从容。用于肾阳虚损而致的阳痿、遗精，与熟地黄、菟丝子等同用，如肉苁蓉丸。治精血亏虚的宫冷不孕，与鹿角胶、紫河车等同用。用于肾虚骨痿的腰膝冷痛、筋骨无力，与杜仲、巴戟天等同用，如金刚丸。

用法用量：肉苁蓉药力缓和，药量少者药效差，因而用量要偏大。10～30克。

摘自《中药大辞典》。

5. 锁阳

简介：本品为锁阳科植物锁阳的肉质茎。别名地毛球、锈铁棒、锁严子。茎呈类圆柱形，略扁，长10～20厘米，直径2～5厘米。表面红棕色，极皱缩，有显著的纵沟及不规则凹陷。有的可见三角形鳞片状叶及部分花序。质坚实，易折断，断面棕色或黑棕色，有多数黄色三角状导管束小点分布。气弱而特异，味甘涩。

性味归经：味甘，性温。归肾、肝、大肠经。

功效：补肾壮阳，润肠通便，主肾虚阳痿，遗精早泄，下肢痿软，肠燥便秘。

主治：阳痿滑精，腰膝酸软，筋骨无力，大便秘结。

用法用量：内服；煎汤，5～15 克；或入丸、散。

摘录《中药大辞典》。

（五）常用药膳

1. 山药莲子粥

原料：生山药 150 克，莲子 30 克，红枣七枚，冰糖少许。

做法：将山药洗净，刮去外皮，捣碎，同莲子、红枣入水同煮，煮 3 分钟即熟。此时将冰糖放入粥中即可食用。

功效：有补益心脾的作用，平素体弱、心气偏弱者可常服食。

主治：心脾气虚。

2. 补肾润肠饮

原料：肉苁蓉、瓜蒌仁各 15 克，炒枳壳 9 克，升麻 3 克，郁李仁 6 克，怀牛膝、火麻仁各 12 克。

做法：所有原料洗净，水煎 50 分钟，温服，每日 2 剂，每日 2 次。

功效：补肾降火，润肠通便。

主治：肾气虚、便秘。

3. 锁阳胡桃粥

原料：锁阳、胡桃仁各 15 克，大米 100 克。

做法：锁阳、胡桃仁洗净。锁阳煎水取汁，胡桃仁捣烂，与大米一同煮粥食用。

功效：补肾阳，润肠通便。

主治：肾虚阳痿，腰膝酸软。

4. 鸡汁粥

原料：鸡 1 只（1500～2000 克），粳米 100 克，食盐适量。

做法：先将母鸡宰杀剖洗干净，切成小块，熬取浓汁，后以原汁鸡汤分次与粳米同入砂锅，先以武火煮沸，再改用文火煮粥，待粥将熟时，加入食盐，搅匀稍煮片刻即可。

功效：补益气血，强身壮体。正如《本草纲目》所言，"鸡汁粥，治劳损"，对一切虚损性疾病均有效。

主治：脾胃虚弱所致的饮食减少，食欲不振，虚损瘦弱，腰膝酸软，头目昏花等。

5. 土豆炖牛肉

原料：土豆 200 克，牛肉 300 克，精盐、酱油、葱、生姜片、大料、花椒、蒜各适量。

做法：将土豆去皮，洗净，切成块状；将牛肉洗净，切成小块，放入沸水锅中焯一下，捞出；将牛肉块放入锅中，加适量水，放入葱、蒜、生姜片、花椒、大料、精盐，上火煮，将土豆块加入快熟的牛肉锅中，加入酱油继续煮至肉烂，即可食用。

功效：补脾胃、益气血、强筋骨、消水肿。

主治：老年人将牛肉与仙人掌同食，可起到抗癌止痛、提高机体免疫功能的效果；牛肉则有助肌肉生长和促伤口愈合之功效。

三、中医调摄

小雪时节，气温降低，适当的运动可以使人精力充沛，同时还能减轻因自主神经功能失调而引起的紧张、焦虑、抑郁等，但要避免在大风、大寒、大雪、雾霾中锻炼，同时以温和的有氧运动为主。小雪时节适宜早睡晚起，可参加多种户外运动，如打太极、散步、慢跑等。

（一）穴位按摩

按摩太冲穴缓解郁闷：太冲穴（图 5 - 2）是肝经的原穴，原穴的含义有发源、原动力的意思，也就是说，肝脏所表现的个性和功能都可以从太冲穴找到太冲形质。先按太冲穴，然后找痛点，没有痛点，就向行间穴推。这样做能给人注入能量，为人排解郁闷，让人心平气和。按揉太冲穴的手法也要注意，重按有泻的作用，轻揉有补的功效，一般按摩四五十次

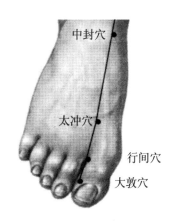

图 5 - 2 太冲穴

即可。

按摩肾俞穴（图5-3）缓解肾虚、腰痛：肾俞穴位于第2、3腰椎间水平两旁1寸处，两手搓热后用手掌上下来回按摩50~60次，两侧同时或交替进行。对肾虚、腰痛等有较好的防治作用。

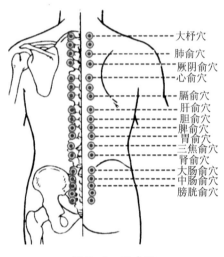

大杼穴
肺俞穴
厥阴俞穴
心俞穴
膈俞穴
肝俞穴
胆俞穴
脾俞穴
胃俞穴
三焦俞穴
肾俞穴
大肠俞穴
中肠俞穴
膀胱俞穴

图5-3　肾俞穴

按摩涌泉穴（图5-4）缓解失眠：涌泉穴位于足心凹陷处，为足少阴肾经之首穴。方法是用右手中间三指按摩左足心，用左手三指按摩右足心，左右交替进行，各按摩60~80次至足心发热为止。能强筋健步，引虚火下行，对心悸失眠等有防治作用。

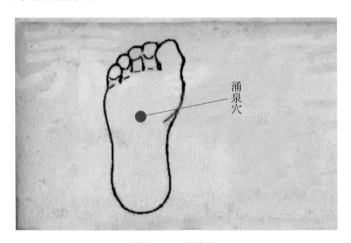

涌泉穴

图5-4　涌泉穴

（二）干浴按摩

主治：改善神经体液调节功能和加强血液循环，对腹腔脏器有柔和的按摩作用，对神经系统、心血管系统、消化系统、呼吸系统及运动器官等都有良好的调节作用。

做法：站、坐练习均可，全身放松，两手掌相互摩擦至热，先在面部按摩 64 次，用手指自前头顶至后头部、侧头部做梳头动作 64 次，使头皮发热，然后用手掌搓两脚心，各搓 64 下，最后搓到前胸、腹背部，做干洗澡，直到搓热为止。

（三）华佗五禽戏

五禽戏是东汉名医华佗研究了虎、鹿、猿、熊、鹤五种禽兽的活动特征和生理机能，并结合人体的脏腑、经络及气血的功能，创编而成的一套独具特色的导引术，能起到防病、治病、延年益寿的功效。

第三节　大雪

大雪，是农历二十四节气中的第二十一个节气，这时我国大部分地区的最低温度都降到了 0℃或以下，"大"强调了这时期的雪量程度，雪下得大且降雪的范围广。此时人体会对应天气变化做出相应的调节，如血管收缩，使血压升高；如此时的早晨气温较低，血管和神经受到刺激，交感神经兴奋，血管收缩，从而增加了血液流动的阻力；睡眠后，身体里的水分减少，增加了血黏度，使血压升高，人体热量散失多。气温降低的影响同样反映在内分泌系统，甲状腺素、肾上腺素等会相应地增加分泌，从而促进和加速蛋白质、脂肪、糖类三大类热源营养素的分解。大雪是"进补"的好时节，冬令进补能调节体内的物质代谢，使营养物质转化的能量最大限度地贮存于体内，有助于体内阳气的升发，俗话说"三九补一冬，来年无病痛"。

一、起居调护

（一）保暖护阳气

冬属阴，以固护阴精为本，宜少泄津液，因而有"祛寒就温"的养生法则，即抵御寒气，但程度需掌控，也不可过度取暖，忌厚衣重裘、向火醉酒、烘烤腹背、暴暖大汗这四点。因而，衣服要随着温度的降低而增加，适宜保暖贴身，避免皮肤开泄汗出，保护阳气免受侵袭。夜晚的温度会更低，夜卧时要多加衣被，使四肢暖和、气血流畅，可避免许多疾病的发生。

（二）起居宜早眠早起

冬日阳气肃杀，夜间尤甚。在万物潜藏的大雪节气，养生也要在"藏"字上下功夫。起居调养宜早眠早起，收敛神气，特别是南方地区要保持肺气清肃。早晚温差大，有高血压、糖尿病、慢性阻塞性肺病等基础疾病的老年人要谨慎起居，特别注意肺部的情况，适当运动，不可过度吸入寒气。

（三）进补养脾胃

冬季气候寒冷，容易诱使慢性病复发或加重，因此应注意防寒保暖，备好急救药品。值得一提的是，南方此时正值季节转换，昼夜温差变化较大，是中风易发作的时节，患有高血压、高脂血症、糖尿病等的中风高危人群，以及曾中风已愈的人群，都要时刻警惕中风。要放松心情，防伤肾：中医认为，肾主前后二阴，肾藏精充于脑。大小便和神志的相关改变，一定程度的惊恐，对人体有保护作用。因为当人体警觉时，可以避免机体遭到一些危险和伤害，但过度恐惧会伤及肾气，使肾气下陷。儿童小便失禁多见，成年人如无明显肾虚而出现遗精、滑精等肾亏表现时，多与受到恐惧等因素相关。冬季的神养，主要是藏神，以使志伏。寒冷的冬天，阳气潜藏，人体的阴阳消长代谢也处于相对缓慢的水平。这也决定冬季调摄重点在于"藏"。

二、饮食调摄

（一）减酸增甘

大雪是饮食进补的好时节，素有"冬天进补，开春打虎"的说法。冬令进补能提高人体的免疫力，促进新陈代谢，使能量最大限度地储存于体内，有助于阳气的升发，使畏寒的现象得到改善。

（二）温热补益、养阳滋阴

温热补益：在寒冷的天气中选择一些温热补益的食物来调节日常饮食，可以达到强身健体和暖身御寒的作用。可选择羊肉、牛肉、鸡肉、虾仁、桂圆、红枣等，这些食物中富含蛋白质及脂肪，产热量多，对于素体虚寒、阳气不足者尤其有益。

养阳滋阴以达阴阳平衡：《饮膳正要》中指出，冬气寒，主张进温补阳气类的药膳。应以保阴潜阳为原则，为使"阴平阳秘"，防治虚火上炎，冬季宜多食鸭、鹅、藕、黑木耳等，有护阴之功效，使阴阳平衡。体弱多病、精气亏损的中老年人尤其注意。大雪时期气候的特点是空气干燥，也就是湿度较低，应补充水果，多吃柚子、苹果等生津类水果对抵御冬季干燥有好处。

（三）常用食物

俗话说"三九补一冬，来年无病痛"，此时进补应顺应自然，注意养阳，以温补为主，如多食用粥类，常食羊肉、狗肉、大枣、桂圆等食物，对于素体虚寒、阳气不足者尤佳。但食物不要过于滋腻，可适当地多食用富含营养和增加热能的食物，比如富含优质蛋白质的瘦肉、鸡蛋、鱼类、乳类及豆类等。此外，还可多吃水果，蔬菜和水果当中富含的维生素会促进胶原蛋白的合成，可促进胃肠消化功能。注意饮食应荤素搭配。冬天是进补的季节，而过量吃油腻食物，往往会产生内热，出现痤疮、烦躁和便秘等症状，这就具备患流感的内部环境。而辛辣食物又会加重内热，稍不注意即可外感风寒。所以，饮食要合理，蔬菜水果要多吃，如大白菜、萝卜、香蕉、梨和苹果等。还可以采用食疗方法，如每天喝梨水，就可以防止天气干燥所致的口干、咽干，又有润肺止咳的功效；还可以煮萝卜水，以白萝卜为好，有理气健脾、清热利尿的作用，也可促进消化防流感。进食不宜过饱。冬季饮食摄入量相对增加，但是活动量相对减少，吃得过饱容易造成气血运行不畅。因此，晚餐要适当控制，饭后要适当活动一下。若有腹胀时，可以自己按摩腹部促进胃肠道蠕动，加快食物的消化吸收，以免积食，日久便秘等。

（四）常用中药

1. 川芎

简介：中药川芎为伞形科多年生草本植物川芎的根茎。主产于四川的灌县、崇庆、温江，此外，云南、湖南、湖北、贵州、甘肃、陕西等地亦有出产。夏季采挖，除去泥沙、茎叶，烘干，除去须根，切片。生用或酒炒、麸炒用。

性味归经：味辛，性温。归肝、胆、心包经。

功效：活血行气，祛风止痛。

主治：用于月经不调，经闭痛经，癥瘕腹痛，胸胁刺痛，跌扑肿痛，头痛，风湿痹痛。

用法用量：凡阴虚火旺，舌红津少者，妇女月经过多者均不宜使用。研末吞服，每次 1～1.5 克。

2. 当归

简介：当归为伞形科植物当归的根。主产于甘肃省东南部的岷县（秦州），产量多，质量好。其次，陕西、四川、云南、湖北等省也有栽培。秋末采挖，除尽芦头、须根，待水分稍蒸发后按大小粗细分别捆成小把，用微火缓缓熏干，防蛀防霉。切片生用或经酒拌、酒炒用。

性味归经：味甘、辛，性温。归肝、心、脾经。

功效：补血活血，调经止痛，润肠通便。

主治：用于血虚萎黄，眩晕心悸，月经不调，经闭痛经，虚寒腹痛，肠燥便秘，风湿痹痛，跌扑损伤，痈疽疮疡。酒当归活血通经。用于经闭痛经，风湿痹痛，跌扑损伤。

用法用量：水煎服，5～15 克。

摘自《神农本草经》。

3. 三七

简介：中药三七为五加科人参属的多年生草本植物三七的根。主产于云南、广西，多为栽培品。夏末秋初开花前采者称"春三七"，秋冬果熟后采收为"冬三七"，以前者为佳。晒干，研末生用。它的复叶一般有三枝，每一枝又有七片小叶，故称三七。

性味归经：味甘、微苦，性温。归肝、胃经。

功效：散瘀止血，消肿定痛。

主治：用于咯血，吐血，衄血，便血，崩漏，外伤出血，胸腹刺痛，跌扑肿痛。

用法用量：多研末服，每次 1～1.5 克，或入丸散；煎服，3～10 克；外用适量，研末外掺或调敷。

摘自《本草纲目》。

4. 枸杞

简介：枸杞为茄科植物宁夏枸杞的成熟果实。主产于宁夏、甘肃、新疆等地。夏秋二季果实呈橙红色时采收，晾至皮皱后，再晒至外皮干硬，果肉柔软，生用。

性味归经：性平，味甘。入肝、肾经。

功效：滋肾，润肺，补肝，明目。

主治：治肝肾阴亏，腰膝酸软，头晕，目眩，目昏多泪，虚劳咳嗽，消渴，遗精。治疗肝肾阴虚及早衰症。本品能滋肝肾之阴，为平补肾精肝血之品。治疗精血不足所致的视力减退、内障目昏、头晕目眩、腰膝酸软、遗精滑泄、耳聋、牙齿松动、须发早白、失眠多梦以及肝肾阴虚，潮热盗汗、消渴等症的方中，都颇为常用。可单用或与补肝肾、益精补血之品配伍。如《寿世保元》枸杞膏单用本品熬膏服；七宝美髯丹（《积善堂方》）以之与怀牛膝、菟丝子、何首乌等品同用。因其还能明目，故尤多用于肝肾阴虚或精亏血虚之两目干涩，内障目昏，常与熟地、山茱萸、山药、菊花等品同用，如杞菊地黄丸（《医级》）。

用法用量：内服：煎汤，6～12克；熬膏、浸酒或入丸、散。

摘自《神农本草经》。

5. 百合

简介：中药百合为百合科多年生草本植物百合或细叶百合肉质鳞茎。生用或蜜炙用。全国各地均产。于秋季茎叶枯萎时采挖，洗净，剥取鳞片，沸水烫过或略蒸，晒干或烘干。别名白百合、蒜脑薯、山百合、喇叭筒。

性味归经：味甘，性寒。归心、肺经。

功效：养阴润肺，清心安神。

主治：用于阴虚久咳，痰中带血，虚烦惊悸，失眠多梦，精神恍惚。

用法与用量：10～30克。

（三）常用药膳

1. 羊肉粥

原料：瘦羊肉250克，萝卜1个，粳米150克。

做法：羊肉洗净，切成肉丁，萝卜切大块，两者同炖，去膻味；取出萝卜，放入粳米熬成粥，可供早晚餐或上午加餐用，温热食，以秋冬服之为宜。

功效：益气补虚，温中暖下，益肾壮阳。

主治：气血亏虚型痛经。食羊肉粥期间，忌服配有半夏或菖蒲的中药方。

2. 百合黄芪乌鸡汤

原料：乌鸡500克，百合、黄芪各10克，盐少许。

做法：将乌鸡剁成小块后，用清水冲洗以去除腥味和血水，然后将百合、黄芪用清水浸泡并清洗干净，放一旁备用；将百合、黄芪、乌鸡一同放入汤锅中，加入适量清水。用大火把汤烧开，然后转小火慢炖2小时，加入适量食盐调味，即可食用。

功效：补益肺气。

主治：适合气血不足、皮肤暗黄、手足无力、容易疲倦与头晕的人士的日常调理。

3. 红薯萝卜粥

原料：红薯 100 克，胡萝卜 50 克，小米 20～25 克，水适量。

做法：文火熬粥。

功效：具有调理肠胃、润肠通便的作用，平素便秘者可常服食。

主治：气虚便秘。

4. 老姜枸杞炖羊肉

原料：羊肉 600 克，老姜 1 块，枸杞子 20 克，盐 6 克，醋、料酒各 20 毫升、植物油适量。

做法：羊肉洗净切块，倒入沸水中加醋，焯烫去腥，捞起；老姜不去皮刷净后拍裂。炒锅加热放入植物油，爆香姜块，下羊肉块拌炒，续入 8 碗水和料酒，加枸杞子煮沸，改小火慢炖约 1 小时。待肉熟烂，加盐调味即可。

功效：滋补肾气。

主治：治更年期头晕目眩、惊慌易怒、失眠、胸口发热，耳鸣心悸、盗汗、潮热等现象。羊肉是温补食物，可增进体力，改善新陈代谢与身体循环，保健腹腔、滋补肾气，防治更年期症状。羊肉所含蛋白质为优质的完全蛋白质，容易被人体吸收利用。枸杞能护肝养眼，增强抵抗力，促进造血功能，降血压与血糖。

5. 党参红枣炖排骨

原料：党参 30 克，红枣 8 颗，排骨 500 克，姜块、葱段、盐、鸡精、胡椒粉、料酒各适量。

做法：将党参洗净，切 3 厘米长的节；红枣洗净，去核；排骨洗净，剁成 4 厘米长的段。将排骨段、党参段、红枣、姜、葱段、料酒放入炖锅内，加入清水适量烧沸，再用小火炖熟，加入盐、鸡精、胡椒粉调味即可。

功效：补气血，益健康。

主治：气血不足。

6. 补肾延年饮

原料：紫河车 1 具，洗净至清汁流出为度，以酒煮烂，捣烂如泥，晒干。熟地黄 100 克，肉苁蓉 75 克。

做法：熟地黄、肉苁蓉小火焙干，研细末与紫河车和匀，密封。每次 10 克，每日 2 次，温水送服。

功效：补肾益精、养肝明目。

主治：适用于老年人虚损瘦弱、头晕腰酸等症。

三、中医调摄

大雪节气万物潜藏，运动养生同样要顺应自然规律，不宜做过于剧烈的运动。最好是在每天阳光好的时候做舒展运动，一般是上午 9 ～10 时或下午 14 ～15 时，这个时间段对于本身有心血管疾病的人更为重要，可以太极拳、慢跑、气功、散步等运动为主。

（一）小寒十二月节坐功

主治：营卫气蕴，食入即吐，胃脘痛，腹胀，身体困重，心下急痛，二便不畅，黄疸等。

做法：每天盘坐，右大腿压在左小腿上，右小腿稍向前放，左手掌按在右脚掌内上方，右手极力向上托举，手心朝上，指尖朝右方向，转头目视上托之手。然后，左右手足交换，动作相同，左右各 15 次。最后叩齿、咽津、吐纳。

（二）掌摩神阙穴

手法：手掌对神阙穴（图 5 –5）进行摩擦，时间为 2 分钟，以有透热感为度。

功效：神阙穴是全身经络的总枢，是经气之海，通过任、督、冲、带四脉而统属全身经络，内连五脏六腑、脑及子宫，所以经常对神阙穴进行按摩，能够固摄肾气、滋阴壮阳、补血养颜、延年益寿，同时还能使机体的免疫功能增强，使人体患病的概率降低。

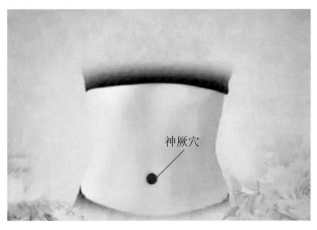

神阙穴

图 5 –5　神阙穴

（三）点按肾俞穴

以拇指指尖对肾俞穴（图 5 –6）进行点按，时间为 3 分钟，力度从轻到重按，有补益肾脏，固摄肾气的功效。

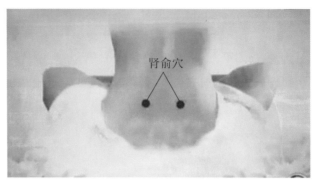

图 5-6　肾俞穴

（四）按揉涌泉穴、足三里穴

以拇指对涌泉穴、足三里穴（图 5-7）进行按揉，时间为各 3～5 分钟，以有微胀发热感为度。涌泉穴是肾经的起始穴，也是人体调护重要的穴位之一。经常对涌泉穴进行按摩，有补益肾脏的功效；对足三里穴进行加按，有明显的补益肾气、增强固摄的功效。

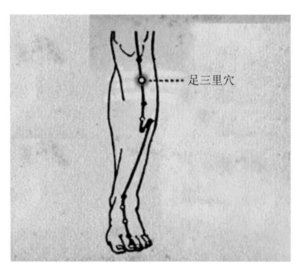

图 5-7　足三里穴

第四节　冬至

每年公历的 12 月 22 或 23 日，太阳黄经达 270°时就是冬至。冬至时节意味着数九寒天开始了，每 9 天为一个"九"。冬至太阳高度最低，日照时间最短，地面积蓄的热量最少，天气也最冷，民间有"冷在三九，热在三伏"的说法。中医认为"气始于冬至"，冬至是调摄的大好时节，此时科学养生有助于保证旺盛的精力而防早衰，达到延年益寿的目的。冬至时节的饮食宜多样化，谷、果、肉、蔬要合理搭配。食宜清淡，不宜吃浓浊、肥腻和过咸的食品。在精神调养方面，要尽量保持畅达乐观、心态平和，不要强求名利、患得患失。有意识地发展心智，培养良好的性格。在日常生活中发现生活乐趣，合理用脑，不为琐事劳神。避免劳累过度，积劳成疾，同时要注意加强身体锻炼。

此外，还要预防疾病。冬至是最冷季节的开始，心脏病和高血压患者往往会病情加重，患中风者也增多。须随时观察和注意病情变化，定期去医院检查，服用必要的药物，控制病情的发展，防患于未然。

冬至在养生学上是一个重要的节气，此时气候寒冷，活动由盛转衰，由动转静，更利于蕴藏阳气。"天时人事日相催，冬至阳生春又来"。

一、起居调护

（一）防寒保暖，固本敛阳

冬至过后，全国各地均进入一年中最冷的时候，此时天地间阳气敛藏，阴气极盛。冬至时分，生命活动开始由盛转衰，由动转静。此节气气温骤然下降，人体不能适应这种变化，寒冷会刺激交感神经兴奋，导致交感和副交感神经的失调，使细小动脉收缩，外周血管阻力增大，同时血液黏稠度增高，血凝时间缩短，血流速度缓慢，容易引起血液瘀滞或血管梗死，从而诱发中风、心绞痛、心肌梗死等危重病症。而寒为阴邪，易伤人体阳气，养生也应该顺应自然界封藏的规律，注意固护正气，防寒保暖。

（二）三九进补，助阳初生

中医学认为，此时阳气敛藏，气血不畅，皮肤干燥，毛孔闭塞，同时寒冷的气候使得人体免疫力下降。因此我们的先辈提出"夏养三伏，冬补三九，冬夏共治，阴阳调衡，疗效相得益彰"这么一说。冬至是阴寒盛极之日，也是一阳初生之时，因为阴气盛极而衰，阳气开始萌芽，所以选冬至作为三九进补的开始，就是顺应这种自然界阳气初生的规律，以助人体阳气的生成。

俗话说"药补不如食补"，食补在冬季调养中尤为重要。冬季温度低，人体为保持一定的热量，必须增加体内糖、脂肪和蛋白质等物质的分解，产生更多的能量以适应机体的需要。因此，应多吃富含糖类、脂肪、蛋白质和维生素的食物。同时，寒冷也影响人的泌尿系统，促使排尿增加，较多的钠、钾、钙等矿物质随尿排出，因此要补充相应的食物。这些物质必须靠大量饮食摄入才能得以保障，所以抓住一年中这次改善体质的机会，可以提高人体免疫力，增强抗病能力，预防和减少冬春季多发疾病。"冬令进补，来年打虎"就是对冬至养生的高度概括。

二、饮食调摄

（一）多食补阳、润燥、散寒的食物

冬至时，阳气初生，火力方微，饮食调摄宜顺应体内阳气潜藏，饮食性味宜减咸增苦，补益脾胃。此时天寒地冻，首选温补类食物，可助阳祛寒，但过多地进食温补类食品，容易上火，故也可适当进食一些平补、滋补类的食物。另外，冬季干燥，宜滋阴，可适当进补一些滋阴益肾的食物。可以多吃萝卜。萝卜具有很强的行气功能，还能止咳化痰、除燥生津。萝卜可与菊花茶搭配食用，有诗云"青菜萝卜糙米饭，瓦壶天水菊花茶"。萝卜的养生、保健、药用效应与菊花茶有着相融之处。增加糖类的摄取。冬季应多吃全麦面包、稀粥、糕点、苏打饼干等糖类物质含量高的食物，既有助于御寒，又可以振奋情绪。专家建议把面食、点心类食物当作抗抑郁剂，还可吃复合性的糖类营养品改善心情。增加维生素的摄取。冬季缺少蔬菜，容易导致维生素的缺乏，因此饮食中应特别注意增加含维生素 C 的蔬果，如白萝卜、胡萝卜、辣椒、土豆等蔬菜，柑橘、苹果等水果。还要增加动物肝、瘦肉、鲜鱼、蛋类、豆类等食物，以保证身体对维生素 A、维生素 B2 等的需求。

（二）常用食物

冬至常用的温补类的食物，如鸡、羊肉、牛肉、鲫鱼等，过食易上火。补平补类食物，如莲子、芡实、薏苡仁、赤豆、大枣、燕窝、蛤士蟆、银耳、猪肝等，这些食物既无偏寒、偏温的特性，又无滋腻妨胃的不足，可选择食用。还有一类滋补类食物，具有滋阴益肾、填精补髓的功效，主要有木耳、黑枣、芝麻、黑豆、里脊肉、海参、甲鱼、鲍鱼等。

（三）常用中药

1. 鹿茸

简介：中药鹿茸为脊椎动物梅花鹿或马鹿等雄鹿头上尚未骨化、密生茸毛的幼角。前者习称"花鹿茸"，后者习称"马鹿茸"。我国东北、西北、

内蒙古及西南山区多有分布。现在不少地区进行人工饲养。夏、秋两季将角锯下或砍下，经加工后，阴干或烘干。横切薄片或锯成碎块，研成细粉用。

性味归经：味甘，咸，性温。归肾经、肝经。

功效：壮肾阳，益精血，强筋骨，调冲任，托疮毒。

主治：阳痿滑精，宫冷不孕，羸瘦，神疲，畏寒，眩晕耳鸣耳聋，腰脊冷痛，筋骨痿软，崩漏带下，阴疽不敛。

用法用量：内服，研粉冲服，1～3 克；或入丸剂，亦可浸酒服。

2. 肉苁蓉

简介：别名大云、疆芸、寸芸、苁蓉、查干告亚。素有"沙漠人参"之美誉，具有极高的药用价值，是传统的名贵中药材。肉苁蓉味甘、性温，具有补肾壮阳、填精补髓、养血润燥、悦色延年等功效。肉苁蓉药食两用，长期食用可增加体力、增强耐力以及抵抗疲劳，同时又可以增强人类及动物的性能力及生育力。

性味归经：味甘、咸，性温。归肾、大肠经。

功效：补肾阳，益精血，润肠道。

主治：主肾阳虚衰，精血不足之阳痿，遗精，白浊，尿频余沥，腰痛脚弱，耳鸣目花，月经延期，宫寒不孕，肠燥便秘。

用法用量：肉苁蓉药力缓和，药量少者药效差，因而用量要偏大。10～30 克。

3. 锁阳

简介：为锁阳科植物锁阳的全草。春、秋采收，以春季采者为佳。挖出后除去花序，置沙滩中半埋半露，晒干即成。少数地区趁鲜时切片晒干。

性味归经：味甘，性温。入肝、肾经。

功效：补肾润肠。治阳痿，尿血，血枯便秘，腰膝痿弱。

用法用量：内服，煎汤，5～10 克；入丸、散或熬膏。

4. 薏苡仁

简介：本品为禾本科植物薏苡的干燥成熟种仁。

性味归经：味甘淡，性微寒。归脾、胃、肺经。

功效：健脾渗湿，除痹止泻，清热排脓。主治水肿，脚气，小便不利，湿痹拘挛，脾虚泄泻，肺痈，肠痈，扁平疣。

用法用量：10～30克。本品力缓，用量需大，宜久服。健脾炒用，其余生用。除入汤剂、丸散外，也可与粳米煮粥、饭食用，为食疗佳品。

5. 菟丝子

简介：中药菟丝子为旋花科一年生寄生蔓草菟丝子的成熟种子。我国大部分地区均有分布。秋季种子成熟时采收植株，晒干，打下种子。

性味归经：味辛、甘，性平。归肝、肾、脾经。

功效：补阳益阴，固精缩尿，明目，止泻。

主治：用于肾虚腰痛，阳痿遗精，小便频数，目暗不明，脾虚泄泻，胎漏下血，胎动欲坠。

用法用量：10～15克。

（三）常用食谱

1. 羊肉炖萝卜

原料：白萝卜、红萝卜各200克，羊肉250克，姜、料酒、食盐适量。

做法：将红萝卜、白萝卜去皮洗净切块，羊肉洗净切块，并于沸水中焯去血水备用。砂锅放入清水，大火煮沸后放入羊肉、生姜、料酒，小火炖至六成熟，加入萝卜，焖至羊肉烂熟，调入精盐、味精即成。

功效：益气补虚，温中暖下。

主治：肾阳虚。

2. 滋补羊肉汤

原料：羊肉500克，党参、红枣、枸杞子各10克，生姜1块，料酒1大匙，胡椒粉少许、盐1小匙。

做法：羊肉洗净切块，再将党参洗净，红枣、枸杞子泡透，生姜切片；锅中加水、待水开时放入羊肉块，用中火煮去血水，捞起冲净备用；在汤碗内放入羊肉块、姜、党参、红枣、枸杞子、盐、胡椒粉、料酒、水，放入蒸锅蒸2小时即可。

功效：培元固本，益气补虚。

主治：肾虚体弱。

3. 桂圆羊肉汤

原料：取羊肉500克，桂圆肉15克，生姜20克，葱结、盐、鸡精、料酒各适量。

做法：将羊肉切成大块，放入锅中加水750毫升，大火煮沸后捞出洗净。

取砂锅，放入羊肉块、桂圆肉、拍碎的生姜、葱结、料酒、清水，先用大火烧沸，再用小火炖 2 小时至酥烂，加入盐、鸡精调味即可。

功效：益气补虚、养心安神。

主治：对虚弱、贫血、神经衰弱、失眠等有一定疗效。本品对更年期肾阳虚之症状，如月经量突然增多且色淡、面色晦暗、精神萎靡、腰痛阴坠等有明显疗效。

4. 炒双菇

原料：取水发香菇、鲜蘑菇各 250 克，植物油、酱油、白糖、水淀粉、鸡精、盐、料酒、姜末、鲜汤、香油各适量。

做法：香菇、鲜蘑菇洗净切片；炒锅烧热入油，下双菇煸炒后放姜末、酱油、白糖、料酒继续煸炒，使之入味。加入鲜汤烧沸后，放鸡精、盐，用水淀粉勾芡，淋上香油，装盘即可。

功效：滋补强壮、益气滋阴、消食化痰、清神降压。

主治：可作为高级滋补性食物而用于体质虚弱者，亦可用于痰多而引起的食欲不振或高血压病、头目昏晕等病症。

三、中医调摄

冬至时节应避免大汗淋漓的高强度运动，以散步、太极、爬楼梯等强度适中的运动为主，如果去健身房则以小型器械运动为主，身体发热或微微汗出即可，出汗太多易受寒邪入侵。选择恰当的运动时间，可避免体内存储能量的大量消耗，晨练不宜过早，日出见到阳光后为佳。

（一）冬至十一月中坐功

主治：改善手足经络寒湿、臀股内侧痛、足痿、嗜睡、足下热痛、脐痛、胁下痛、胸满、上下腹痛、大便秘结、颈肿、咳嗽、腰冷等。

做法：每天晚上，起身平坐，两腿前伸，左右分开，与肩同宽，两手半握拳，按在两膝上，使肘关节分别朝向左右斜前方，拳心朝外，上身前俯，极力以拳压膝；重心后移，双拳轻轻按膝，如此做 15 次，然后叩齿、咽津、吐纳。

（二）踩水车

坐在床边或高凳上，双脚像车水一样，也如踩单车一样踩踏；做 4 个八拍；有增强下肢关节肌肉活动能力的功效。

（三）扳脚趾

双腿平伸坐在床或椅子上，脚架在凳子上，上身前屈，双手用力向心扳双脚趾；做 4 个八拍；有治脚抽筋、壮腰腿、增脚力的功效。

（四）搓脚心

双脚交叉，坐在床上或大椅上，双掌搓热后趁热搓脚板心（涌泉穴）；做 4 个八拍；有降虚火、舒肝明目的功效，可防治高血压、眩晕、耳鸣、失眠等症。

（五）热水泡脚

每晚睡前用热水泡脚，边泡边交替用左脚板擦右脚背，右脚板擦左脚背。然后把双足擦干，再一次按揉涌泉穴；做 4 个八拍。

（六）穴位按摩

1. 按揉血海（屈膝在大腿内侧，髌底内侧端上约 6.67 厘米）（图 5 - 8），此举可补养气血。每日 1 次，每次 200 下。

2. 艾灸气海（肚脐以下两横指）（图 5 - 9），此举可温阳健脾。每日 1 次，每次 15 分钟。

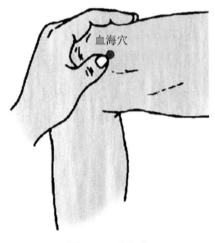

图 5 - 8　血海穴

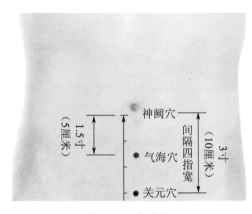

图 5 - 9　气海穴

第五节　小寒

每年公历的 1 月 5—7 日是小寒节气。小寒时，太阳运行到黄经 285°。小寒之后，开始进入一年中最寒冷的时段。俗话说，冷气积久而寒。此时，天气寒冷，大冷还未到达极点，所以称为小寒。小寒正值"三九"，可以说是全年二十四节气中较冷的节气。中医认为"寒性凝滞，寒性收引"，因此这个时候正是关节痛、颈椎病、心脑血管疾病的高发期，这时除了要预防以上疾病之外，还要注意预防"四低"：一防低血压；二防低血糖；三防低体温；四防气脱。小寒的节气特点是大风降温、雨雪多、气温最低，标志着一年中最寒冷的日子到来了。小寒的调摄原则应顺应自然界之势，收藏阴精，使精气内聚，以润五脏。

一、起居调护

（一）防寒保暖，透气并重

小寒标志着开始进入一年中较寒冷的日子，也意味着我国大部分地区开始进入了严寒期。寒为阴邪，寒盛易伤人体阳气，寒主收引凝滞，因此要注意添衣防寒，"宜居处密室，温暖衣裳，调其饮食，适其寒温，不可冒触风寒"且"寒从足下生"，更应注重足部双脚的保暖。同时，由于室内使用暖气、空调，易使空气干燥、病菌蔓延，通风透气也是必不可少的，要保持室内空气新鲜流通。小寒时节还要注意养肾、保胃。"寒为阴邪，易伤阳气"。由于人体阳气源于肾，所以寒邪最易中伤肾阳。可见，数九寒冬若欲御寒，首当养肾。另外，天气突然转凉，温度的降低会直接刺激人体，使得胃肠功能变得紊乱，如果不注意胃部保养，就会影响正常的消化和吸收。

（二）早卧晚起，固护阳气

专家认为冬季应"早卧晚起，以待日光，去寒就温，勿泄皮肤"，以及"不可早出，以犯霜威"。冬季自然界阴盛阳衰，万物闭藏，冰冻虫伏，一派阴盛寒冷之象。此时人体阳气亦潜藏于内，故务必注意保养阳气，早睡晚起，穿着温暖，不使皮肤开泄而汗出，避免寒冷阴邪伤人之阳，使气血不通。天气寒冷，容易伤害人体的阳气，寒邪侵袭人体，使体内经脉拘急，气血运行不畅，肌肉及关节失去了阳气的温煦及血液的滋养，以致出现肌肉关节疼痛和麻痹，也就是中医所谓的"不通则痛"及"不荣则痛"。人体消耗大，对热能的需求增多。小寒节气的天气愈加寒冷，人体热能消耗也会明显增加，因此人们对高热量食物的需求也增加了。人体会摄入更多的富含糖类和蛋白质的食物，增加热动力，储备能量抵御严寒的侵袭，扶正固本，增强体质。

二、饮食调摄

（一）温补养气血

小寒节气当令，既是最寒冷的节气，也是阴邪最盛的时期，从饮食养生的角度讲，应特别注意在日常饮食中多食用一些温热食物以补益身体，防御寒冷气候对人体的侵袭。此时气血会有所偏衰，应合理进补，及时补充气血津液。抵御严寒侵袭能使来年少生病，从而达到养生目的，所谓"三九补一冬，来日无病痛"。冬季是四季进补的最佳时机。冬季多寒，宜食温性食物。煎、烤、炸等燥热食品应当少吃，葱也要少吃。民间有冬至吃红小豆粥、腊月初八吃腊八粥的习惯，常吃此类粥有增加热量和营养的功能，提倡晨起服热粥，晚餐节食，以养胃气。另外，还有补阳驱寒的羊肉粥、养心除烦的小麦粥、益精养阴的芝麻粥、消食化痰的萝卜粥、养阴固精的核桃粥、健脾养胃的茯苓粥、益气养阴的红枣粥等都适宜在冬季食用。

（二）多苦少咸养心气

冬季饮食养生遵循"少食咸，多食苦"的基本原则，以"藏热量"为主。冬季宜多食的食物有羊肉、鹅肉、虾、韭菜、桂圆、黑木耳、甲鱼、萝卜、核桃仁。饮食不当，是导致人体阳气损伤的第一因素。冬天，人的脾胃功能相对虚弱，若再食生冷寒凉性食物，易损伤脾胃阳气。因此冬季应少吃荸荠、柿子、生萝卜、生黄瓜、西瓜、鸭肉等性凉的食物。

（三）常用食物

冬令进补应顺应自然，注意养阳，以滋补为主，以提高人体的耐寒能力。冬季食补，应供给富含蛋白质、维生素和易于消化的食物，可选食粳米、糙米、玉米、小麦、黄豆、豌豆等谷豆类，韭菜、香菜、萝卜、黄花菜等蔬菜，羊肉、鱼肉、牛肉、鸡肉、鳝鱼、鲤鱼、鲢鱼、带鱼、虾等肉食，以及橘子、椰子、菠萝、荔枝、桂圆等水果。狗肉和羊肉是老年人冬季滋补佳品。每天晨起服人参酒或黄芪酒一小杯，可防风、御寒、活血。体质虚弱的老年人，冬季常食炖母鸡、精肉、蹄筋，常饮牛奶、豆浆等增强体质。将牛肉适量切小块，加黄酒、葱、姜用砂锅炖烂，食肉喝汤，有益气止渴、强筋壮骨、滋养脾胃的功效。

（四）常用中药

1. 桂枝

简介：本品为樟科植物肉桂的干燥嫩枝。春、夏两季采收，除去叶，晒干或切片晒干。别名为玉桂、牡桂、菌桂、筒桂。

性味归经：味辛、甘，性温。归心、肺、膀胱经。

功效：发汗解肌，温通经脉，助阳化气，平冲降气。

主治：用于风寒感冒，脘腹冷痛，血寒经闭，关节痹痛，痰饮，水肿，心悸。

用法用量：3～10克。孕妇、月经过多或有出血倾向者慎用肉桂和桂枝。中药桂枝易伤阴动血，凡温热病及阴虚阳亢、血热妄行诸证忌用。有出血倾向者、阴虚火旺者忌用肉桂。

2. 羌活

简介：本品为伞形科植物羌活或宽叶羌活的干燥根茎及根。春、秋二季采挖，除去须根及泥沙，晒干。别名蚕羌、川羌、裂叶羌活、竹节羌。

性味归经：味辛、苦，性温。归膀胱、肾经。

功效：散寒，祛风，除湿，止痛。

主治：用于风寒感冒头痛，风湿痹痛，肩背酸痛。

用法用量：3～10克。血虚痹痛者忌服。气血虚弱之痹证，阴虚头痛不宜用。

3. 干姜

简介：中药干姜为姜科多年生草本植物姜的干燥根茎。主产湖北、湖南、广东、广西、福建、四川、贵州等地，均系栽培。冬季采挖，除去须根及泥沙，洗净晒干或低温干燥，切片或切块。生用。

性味归经：味辛，性热。归脾、胃、心、肺经。

功效：温中散寒，回阳通脉，温肺化饮。

主治：用于脘腹冷痛，呕吐泄泻，亡阳虚脱，肢冷脉微，痰饮咳喘。

用法用量：3～10克。阴虚有热或孕妇慎用。

4. 肉桂

简介：本品为樟科常绿乔木植物肉桂的树皮。主产于广西、广东、海南等地，多在秋季剥取。刮去树皮阴干，因剥取部位及品质的不同而加工成多种规格，常见的有企边桂、板桂、桂通等。干皮去表皮者称肉桂心；采自粗枝条或幼树干皮者称官桂。切片或研末，生用。

本品和桂枝是同种植物，桂枝是当年生的嫩枝，肉桂用的是树干的皮，靠近地面的皮压成板叫桂板，树枝的皮叫官桂、桂通、桂尔通、筒桂，树干的皮叫企边桂，也是最好的。越南的比广西的好。肉桂去掉表面的粗皮叫桂心。

性味归经：味辛、甘，性大热。归肾、脾、心、肝经。

功效：补火助阳，散寒止痛，温经通脉。

主治：（1）用于阳虚证。本品辛甘大热，补火助阳，有类似于附子温补肾阳，温运脾阳和温助心阳的作用，为补火助阳要药，适用于肾脾心等多种阳虚证，并常与附子相须为用，以增强补火助阳之功。治肾阳不足，命门火衰的畏寒肢冷、腰膝软弱、夜尿频多、阳痿宫寒、滑精早泄，常与温补肾阳药配伍，如《景岳全书》右归丸，以之与附子、鹿角胶、菟丝子等药同用。治脾肾阳虚的四肢逆冷，食少神疲、大便稀溏，常与温脾补肾药配伍，如《三因方》桂附理中汤，以之与附子、人参、白术等药同用。治心阳不足，心悸气短、胸闷不舒，常与附子、人参、黄芪、薤白等温阳补气宽胸药配伍。（2）用于里寒证及寒凝疼痛证。本品辛甘大热，善入血分温通经脉，运行气血，消除瘀阻，又能散寒止痛，故为治寒凝诸痛之良药。对于寒邪内侵，或脾胃虚寒的脘腹冷痛，及胸阳不振，寒邪内侵的胸痹心痛之证，本品能散寒止痛，可单用，如《圣惠方》以本品研末，酒煎服；也可与附子、干姜、高良姜等散寒止痛药或川芎、郁金、丹参等活血止痛药配伍。治风寒湿痹，或寒邪偏盛的痛痹，本品又能温通经脉，散寒止痛，常与独活、桑寄生、杜仲等祛风湿、补肝肾药配伍。治寒疝腹痛，本品也能温通经脉，散寒止痛，常与小茴香、吴茱萸、乌药等温里散寒药、行气止痛药配伍。对于冲任虚寒，寒凝血滞的痛经、产后瘀滞腹痛，或其他寒凝血瘀证，本品则能温通血脉，促进血行，并能散寒止痛，宜与川芎、当归等活血祛瘀、温经散寒止痛药同用。（3）肉桂能温运阳气，有助益气血的功能。若久病体虚，气血不足的少气懒言、乏力自汗、面色淡白或萎黄、心悸失眠、头晕目眩，其与人参、当归等益气补血药配伍，能增加补气补血之功。若治气血虚寒，疮疡脓成不溃，或溃后久不收敛，本品散寒通阳，促进气血生长，有利于疮疡溃散和愈合，常与黄芪、当归等补气血药同用。

用法用量：1～4.5克，宜后下或开水泡服或焗服；研末冲服，每次1～2克。不可久煎，甚至不入汤剂，因其芳香挥发。

摘自《内经》。

5. 胡椒

简介：中药胡椒为胡椒科常绿藤本植物胡椒的干燥果实。分布于热带、亚热带地区，我国华南及西南地区有引种。于 10 月至次年 4 月间采收。当果穗基部的果实开始变红时，剪下果穗，晒干或烘干后黑褐色，取下果实，称黑胡椒；如果在全部果实变红时采收，用水浸渍数天，擦去外果皮，晒干，表面呈灰白色，通称白胡椒。生用。

性味归经：味辛，性热。归胃、大肠经。

功效：温中散寒，健胃止痛。

主治：用于脾胃虚寒，脘腹冷痛，食欲不振，胃脘闷痛。

用法用量：阴虚内热者忌用胡椒。阴虚火旺者忌用花椒，孕妇慎用。2～4 克。研粉吞服每次 0.5～1 克。外用适量。

（六）常用食谱

1. 胡椒羊肉汤

原料：羊肉 150 克，胡椒 10 克，陈皮 6 克，生姜 15 克。

做法：先将羊肉洗净切块，起锅爆香；把胡椒、陈皮、生姜洗净，与羊肉一起放入锅内，加清水适量，武火煮沸后，文火煮 1～2 小时，调味食用。

功效：温中助阳，散寒止痛。

主治：适用于脾胃虚寒的胃痛患者。

2. 苁蓉羊肉粥

原料：肉苁蓉 15 克，羊肉 100 克，大米 150 克，葱白 2 根，生姜 3 片，盐适量。

做法：先将肉苁蓉、羊肉洗净后切碎，再用砂锅煮肉苁蓉去渣取汁，加入羊肉和适量水与大米同煮，待沸后加入盐、生姜、葱白即成。

功效：温肾补阳。

主治：每日早、晚温食。适用于肾阳衰之腰膝冷痛者。

3. 姜丝枸杞炒山药

原料：山药 350 克，枸杞子 30 克，姜 25 克，植物油 15 克，盐、鸡精适量。

做法：山药去皮，切片，放沸水中焯过；枸杞子用水泡开，姜去皮后切细丝。锅内加植物油烧热，加姜丝炒香，即放入山药片炒，加入盐、鸡精和枸杞子炒熟即可。

功效：此菜可健脾益胃、助消化。小寒时节多食用，还能滋补肾阳。

主治：肾亏遗精，妇女白带多、小便频数等症。

4. 什锦板栗汤

原料：板栗 200 克，水发黑木耳 5 朵，番茄 1 个，冬笋 1/2 个，姜 2 片，清汤 800 毫升，盐、鸡精适量。

做法：将板栗煮熟去壳剥去涩皮，冬笋加水煮后切成片。番茄挖去蒂部，划上十字刀，入沸水中烫一下，过冷水剥去皮，切成小块。锅中加入清汤、板栗、黑木耳、冬笋、姜片，煮开后改小火煮至板栗熟软，加入番茄稍煮，用盐、鸡精调味。

功效：此汤可补肾强肾。

主治：缓解腰膝酸软、腰腿不利及小便增多等症状。

5. 党参核桃五味子饮

原料：核桃 2 个，党参 15 克，五味子 10 克，冰糖少许。

做法：党参、五味子、核桃仁洗净，去杂质后同放炖锅内，加水 300 毫升烧沸，后文火炖煮 20 分钟，放入冰糖搅匀即成。

功效：补肾助阳，益智健脑。

主治：腰酸乏力，耳鸣，记忆力下降等症。

三、中医调摄

由于小寒时节天气寒冷，很多人喜欢待在家里，有人认为不动就是保养自己，实际则不然。关节、筋骨等组织的运动都是肢体的活动，而肢体都是由肝肾所支配，所以有"肾主骨，骨为肾之余"的说法。善于养生的人懂得在冬季也必须坚持锻炼，久而久之，就会达到补肾养肝、舒筋活络、气脉通畅、自身抵抗力提高的效果。适宜冬季锻炼的项目有散步、慢跑、打球、做操、练拳、舞剑等，还应适当推迟早晨锻炼的时间，最好待日出后再进行。另外，锻炼时一定要注意防寒保暖，运动量应由小到大，不要骤然进行剧烈运动。冬季的运动量不宜过大，以打太极拳、慢跑、气功、散步等运动为主。

（一）小寒十二月节坐功

主治：营卫气蕴，食入即吐，胃脘痛，腹胀，身体困重，心下急痛，二便不畅，黄疸等。

做法：盘坐，右大腿压在左小腿上，右小腿稍向前放，左手掌按在右脚掌内上方，右手极力向上托举，手心朝上，指尖朝右方向，转头目视上托之手。然后，左右手足交换，动作相同，左右各十五次。最后叩齿、咽津、吐纳。

（二）搓擦腰眼

两手搓热然后按紧腰部，用力搓 30 次。搓擦腰眼能够疏通筋脉，让肾脏功能增强。

（三）揉按丹田

两手搓热之后，按摩丹田 30～50 次。坚持这样按摩，能够提高人体的免疫功能，最终起到强肾固本、延年益寿的作用。

（四）敲打肝胆经

胆经（图 5 - 10）在大腿的外侧，就是平时我们裤子外裤线的位置。每天早晨起来，双手沿着裤线的位置来回推拿。哪里痛，哪里就是毒素的淤积所在，要重点敲打和推揉那里。每天敲一敲胆经，能促进肝胆排毒，增强身体免疫力。肝经在大腿的正内侧，也就是内裤线的位置。每天睡觉之前把双腿打开，先从左腿开

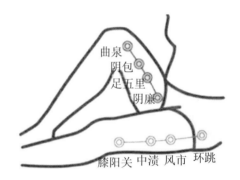

图 5 - 10　肝胆经

始，双手相叠按在大腿的根部，稍用力向前推到膝盖。反复推上几十遍就可以打通肝经、疏调肝气，使肝脏充分排毒。如此坚持早起敲胆经，晚上推拿肝经，用不了一个月，你就会发现自己变得身轻体健，工作也有精神了。

第六节　大寒

大寒是一年中最后一个节气，在每年公历的 1 月 20 或 21 日。这时寒潮南下频繁，是中国大部分地区一年中最寒冷的时期，风大，低温，地面积雪不化，呈现出冰天雪地、天寒地冻的严寒景象。俗话说"大寒大寒，防风御寒"，这个时节最应注意保暖。此时也需预防的是心脑血管疾病、肺气肿、慢性支气管炎。有心脑血管疾病和呼吸系统疾病的患者，在大寒节气应尽量避免在早晨和傍晚出门，以防昼夜温差较大，引起疾病发作。早晚室内要通风换气。室内取暖时要在地板上泼些水或搭湿毛巾以保持室内的湿度。要多喝白开水，补充体内水分。

由于大寒与之后的立春相交接，大寒节气是一年之中最干燥的时期，白

天平均空气湿度一般低于50%。大寒与立春相交接，是一个由冬到春的过渡时期，即冬天结束、春季到来的转折点，也是一年中阴阳转换的重要时机。

一、起居调护

（一）注意保暖，固护阳气

大寒寒潮南下频繁，是中国大部分地区一年中的最冷时期，寒风彻骨、冰天雪地，一派严寒景象。若衣裳过于单薄则寒邪易侵。寒为阴气盛的表现，最易损伤人体阳气。同时，还要注意防护背部，背部为阳中之阳，风寒之邪极易通过背部侵袭人体，引发疾病。冬季要避免清晨的寒邪侵袭，固护阳气。古有"大寒大寒，防风御寒"的说法，大寒时节气温较低，人体的新陈代谢变缓，五脏六腑既需要吸收充足的养分来抵御风寒，又要迎接立春的生发之气。同时，由于大寒是冬季的最后一个节气，为脾所主，因此此时调摄的关键是补气养血，濡养脏腑，并注意养藏、养阴等。

（二）起居有常，保持通风

冬季昼短夜长，应顺应自然界的变化适当延长睡眠时间，起居有时，早睡晚起，固护阳气。冬天天气寒冷，有些人因为怕冷而紧闭门窗，加上空调和暖气的使用，室内空气较为干燥，且不能及时流通而产生浊气，从而影响人体健康，应保持室内空气流通。冬季寒气笼罩，此时调神，当以收敛、封藏为主，以保护人体阳气，使其闭藏、内养而不被打扰，神气不外露，以蓄养精锐，来年方能体态安康。要做到早睡晚起，等到日光出现时起床才好，不要让皮肤开泄出汗，汗出过多会耗伤阳气。

二、饮食调摄

（一）升阳散寒

大寒是最后一个节气，与立春相接，大寒的进补量相对于小寒应逐渐减少，在进补中应适当增添一些具有升散性质的食物，为适应春天升发特性做准备。大寒期间是感冒等呼吸道传染性疾病高发期，相应地可以适当多吃一些发散风寒的食物以防御风寒邪气的侵扰。

（二）多食辛温

在这寒冷的时节里，人们在加强身体锻炼的同时，饮食方面更要多加注意。应多摄入富含糖类和脂肪的食物，如牛肉、羊肉、鸡肉等。此外，大寒时期，寒气容易通过呼吸刺激脆弱的呼吸道，引起呼吸道疾病，因而需避免剧烈活动。这个时节的饮食以温补为主，可增加红色蔬果及辛温食物，如红辣椒、红枣、胡萝卜、樱桃、红甜椒、苹果等，除了能增加人体的热量，使体温升高，而且可以起到抵抗感冒病毒，加速身体康复的作用。大寒调摄的基本原则应以"蕴藏热量"为主。植物的根茎是蕴藏能量的仓库，多吃根茎类的蔬菜，如芋头、红薯、山药、土豆等，其含有丰富的淀粉及多种维生素、矿物质，可快速提升人体的抗寒能力。

（三）常用食物

大寒的饮食应遵守阴阳并补的原则，不但要常食用羊肉、鸡肉等补肾壮阳的食物，也要适当补充些补阴的食物，如木耳、芝麻、兔肉、鸭肉等。古有"大寒大寒、防风御寒，早喝人参、黄芪液，晚服杞菊地黄丸"的说法。这就是说，早上喝补气温阳的人参、黄芪酒，借助早上自然界升发的阳气，有利于身体阳气的升发，晚上服用滋阴补肾的杞菊地黄丸，有利于身体阴液的滋补。大寒的进补要阴阳并补，缺一不可。

（四）常用中药

1. 艾叶

简介：本品为菊科植物艾的干燥叶。夏季花未开时采摘，除去杂质，晒干。别名蕲艾。

性味归经：味辛、苦，性温；有小毒。归肝、脾、肾经。

功效：散寒止痛，温经止血。

主治：少腹冷痛，经寒不调，宫冷不孕，吐血，衄血，崩漏经多，妊娠下血；外治皮肤瘙痒。醋艾炭温经止血。用于虚寒性出血。

用法用量：3～9克。外用适量，供灸治或熏洗用。

2. 姜黄

简介：本品为姜科植物姜黄的根茎，冬季采挖。煮或蒸至透心，晒干，切片生用。别名黄姜、宝鼎香。

性味归经：味辛、苦，性温。归肝、脾经。

功效：破血行气，通经止痛。

主治：血滞经闭腹痛，胸胁刺痛，跌打损伤，痈肿疼痛。

用法用量：内服，煎汤，3～9克，或入散；外用研末调敷。孕妇慎用。

3. 乌药

简介：本品为樟科植物乌药的块根，全年均可采挖。趁鲜切片，晒干或直接晒干。别名台乌药、旁其、矮樟。

性味归经：味辛，性温。归胃、肾、膀胱经。

功效：行气，散寒、止痛。

主治：胸腹胀痛，寒疝腹痛，下焦虚寒、小便频数。

用法用量：内服，煎汤，4.5～9 克，磨汁或入丸、散。外用适量。

4. 小茴香

简介：中药小茴香为伞形科多年生草本植物茴香的成熟果实，我国大部分地区均有栽培。夏末秋初果实成熟时割取全株，晒干，打下果实，除去杂质，生用或盐水炒用，又称莳萝。

性味归经：味辛，性温。归肝、肾、脾、胃经。

功效：散寒止痛，理气和胃。

主治：寒疝腹痛，睾丸偏坠，少腹冷痛，脘腹胀痛，呕吐食少。

用法用量：3～6 克。外用适量。

5. 高良姜

简介：中药高良姜为姜科多年生草本植物高良姜的根茎，产于广东、广西、台湾等地。夏末秋初，挖取生长 4～6 年的根茎，除去地上茎、须根及残留的鳞片杂枝，洗净切段，晒干。生用。

性味归经：味辛，性热。归脾、胃经。

功效：温中止痛。

主治：脘腹冷痛，呕吐泄泻。

用法用量：3～10 克。阴虚内热、血热妄行者忌用高良姜，孕妇应慎用。

（五）常用食谱

1. 当归生姜羊肉汤

原料：羊肉 150 克，姜 5 克，当归 5 克，料酒 5 克，鸡粉 1 克，盐 2 克。

做法：羊肉切块后，用一锅滚水余烫去血水，捞出洗净沥干。生姜洗净后，切块，然后用菜刀拍扁；把 14 杯水另外倒入汤锅里加热备用。将羊肉块倒入炒锅或大汤锅里，加入姜块，大火翻炒加热至姜味飘出，随即倒入热好的 14 杯水，放入当归，一同煮滚后，转小火，续煮约 2 小时至皮肉皆软，最后加鸡粉盐调味即可。

功效：温中助阳，散寒止痛。

主治：寒疝腹中痛及胁痛里急者；产后腹中疼痛，腹中寒疝，虚劳不足。

2. 茶树菇老鸭汤

原料：茶树菇 20 克，老鸭 1 只，盐 3 克，姜 6 克，少许胡椒粉，料酒适量。

做法：选用一只老鸭，宰杀后去头尾，将其斩块后温水洗净。准备一锅水，将鸭肉冷水下锅，加姜片和几滴料酒焯至鸭肉断血水（约水沸腾后 5 分钟），撇去所有浮油和杂质后将鸭肉捞起沥干备用。准备干净的砂煲来煲汤，加入适量的开水烧至沸腾，再加入焯好的鸭肉，也可以再加一些姜片去腥、提香。鸭肉入煲内大火煮沸后迅速转最小火，盖上砂煲盖子慢炖 3 个小时，要盖上盖小火慢炖。这期间可以将新鲜的茶树菇去根，洗净备用，汤煲足 3 小时后，转大火煮沸，将茶树菇入煲再次煮沸，随后转最小火，盖上盖子。继续炖 30 分钟左右，然后再次大火煮开，加入适量的盐和少许胡椒粉调味即可。

功效：滋补暖身，清热补血，健脾益肾，滋阴润燥。

主治：口舌干燥、脾胃虚弱、食欲不振。

3. 肉苁蓉锁阳膏

原料：取肉苁蓉、锁阳各 100 克，蜂蜜 20 毫升。

做法：将二味药的切片洗净，用砂锅煎为浓汁，去渣，再放入蜂蜜熬成膏，然后置陶器中贮藏。饭前服，每日 2 次，每次约 4 汤匙，用温开水送服。

功效：有补肾阳、益精血和润肠通便之功。

主治：用于肾阳虚、精血不足。

三、中医调摄

（一）原则

大寒时节天气寒冷，宜早睡晚起，晨练时间应适当推迟，最好待日出后再进行。运动量不宜过大，可打太极拳、八段锦或做一些有氧运动。

（二）常用功法

1. 大寒养生功

主治：改善舌根强痛、体不能动或不能卧、股膝内肿、足背痛、腹胀肠鸣、泄泻、足踝肿等。

做法：每天晚上，单腿跪坐于地板或床上，即一腿前伸，另一腿跪在床上，前脚掌着地，臀部坐在脚后跟上，上体后仰，以两臂分别在身后左右侧撑地，指尖朝向斜后方，身体重心后移，再前移。两腿互相交换进行，左右各 15 次。然后叩齿、咽津、吐纳。本功法可从大寒时节开始，练至立春为止。

2. 点按三阴交、迎香穴

以拇指对三阴交穴（图5-11）进行点按，次数为50次，以感觉胀痛为度。足三阴经的气血在三阴交穴处交汇，经常对此穴进行按摩，能对人体的消化系统、泌尿系统和生殖系统功能起到良好的调节作用，同时改善皮肤质量。

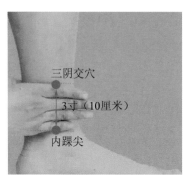

图5-11　三阴交穴

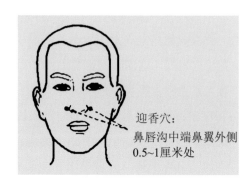

图5-12　迎香穴

双手食指指腹对迎香穴（图5-12）进行点按，次数为50次，操作时力度可以稍重。迎香穴的位置主要是在血管面神经丰富的三角区，经常对该穴位进行刺激，能够对面部血色进行调节，使脸色红润，富有光泽。

参考文献

［1］薛红强.《黄帝内经》冬季养生观与冬季晨练的误区浅识［J］. 陕西中医, 2005, 26 (10): 1126.

［2］孙相如, 何清湖. 谈四时养生之冬季养生［J］. 中华中医药杂志, 2014, 29 (11): 4.

［3］高峰. 冬季养生注重补阳气［J］. 健康世界, 2018 (2): 42-44.

［4］馨兰, 郑波. 冠心病患者冬季养生"四要"［J］. 健康大视野, 2019 (23): 2.

［5］张钟爱. 冬季养生首防寒重养肾［J］. 家庭医学（下）, 2018 (1): 24-25.

［6］孙清廉. 冬季养生的衣食住行［J］. 开卷有益（求医问药）, 2020 (6): 6-7.

［7］谭绍银, 秦丽媛, 陆丽碧, 等. 浅议当归生姜羊肉汤的临床应用［J］. 中国民族民间医药杂志, 2010 (16): 170.

［8］郭晓乐, 刘晓娜, 王富春. 三阴交穴的临床应用与机理研究［J］. 吉林中医药, 2011, 31 (1): 2.